Ursula Calis

Heilkräuter
für Leib und Seele

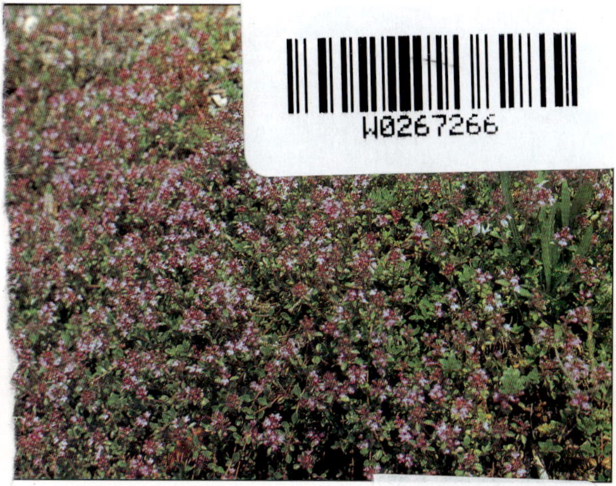

KOMPASS Küchenschätze

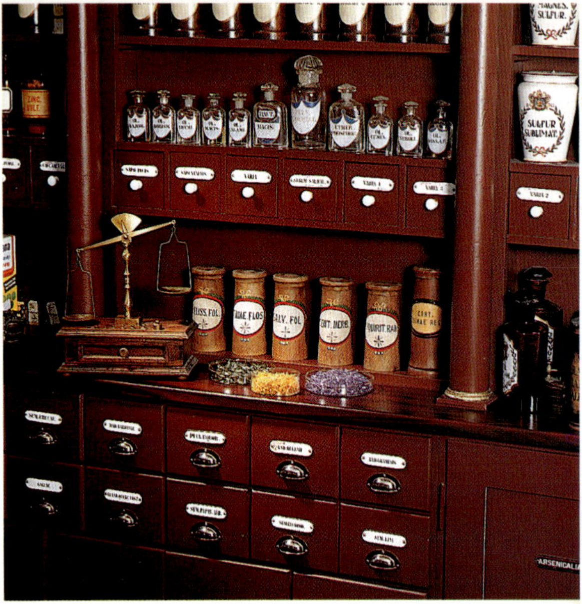

Ein Wort zuvor

Es ist leicht, Heilkräuter für Leib und Seele zusammenzustellen und sinnvoll einzusetzen: für Gemüse oder Salate findet man von Anbeginn des Frühjahres bis in den Winter hinein grüne Blättchen, im Hochsommer die aromareichen Pflanzenteile und im Herbst ist die große Zeit der Fruchternte.
Für heilende Tees oder Preßsäfte ist das ganze Jahr über Saison - ist die Blütezeit vorbei, so lassen sich Beeren oder Blätter sammeln.

Dieses Buch soll dazu beitragen, Heilkräuter gezielt zuzubereiten und verschiedene altbewährte, aber auch neue Anwendungsmöglichkeiten kennenzulernen. Nach einem kurzem Überblick über die geschichtliche

Entwicklung werden die wichtigsten Wirkstoffe erklärt, bevor sich eine Beschreibung des richtigen Umganges mit Heilkräutern und deren vielfältige Verwendung anschließt. Im Rezeptteil wird jede einzelne Pflanze kurz vorgestellt, der Fundort gekennzeichnet und die verwendbaren Teile sowie ihre bestmögliche Konservierung werden aufgeführt. Eine Auflistung der wesentlichen Wirkstoffe und Anwendungsvorschläge bis hin zu einzelnen Rezeptideen ergänzen die vielseitigen Einsatzmöglichkeiten. Frische Pflanzen sollten Sie baldmöglichst und schonend zubereiten, um die wertvollen Inhaltsstoffe weitgehend zu erhalten. Sofern Sie sich selbst keinen entsprechenden Vorrat anlegen können, erhalten Sie Kräuter in verschiedener Form das ganze Jahr über in Kräuterfachgeschäften oder Apotheken. Daher ist es leicht, Heilpflanzen immer gezielt einzusetzen: die Holundersuppe hilft, eine Erkältung zu kurieren, Löwenzahnsalat wirkt beispielsweise bei Gallenbeschwerden oder das Johanniskrautöl bei Sonnenbrand, Ischias sowie schlecht heilenden Wunden.

Die altbewährten Tinkturen, Salben oder Teezubereitungen können zwar nie bei schwerwiegenden Erkrankungen den Arzt ersetzen, doch so manches Leiden auf natürliche Art lindern oder ganz einfach vorbeugen. Welche Heilkräuter in diesem Buch bei bestimmten Beschwerden am wirkungsvollsten helfen, beschreibt das letzte Kapitel.

Die Auswahl wurde bewußt getroffen und vorwiegend solche Pflanzen beschrieben, die ohne Probleme erkennbar und gut zu verarbeiten sind. So wird es Ihnen leicht fallen, für Ihren Bedarf eine individuelle Anwendung zu finden. Dabei wünsche ich Ihnen stets gutes Gelingen, viel Freude bei der Zubereitung und ein besseres Wohlbefinden.

Ihre

Ursula Calis

Aus dem Inhalt

Aus der Geschichte der Heilkräuter

Heilkräuter werden seit Jahrhunderten nicht nur als Nahrungsmittel verwendet, sondern auch um Krankheiten zu lindern oder Wunden zu behandeln. 6000 Jahre alte Keilschrift-Tafeln aus Persien liefern uns die ältesten Beschreibungen. Andere mündliche sowie schriftliche Überlieferungen stammen aus China. Dort wurden sie etwa 3000 v. Chr. von einem Kaiser und Arzt namens Shen Hung zusammengestellt. Er kannte bereits über 600 Heilpflanzen, von denen auch heute noch viele Verwendung finden. Die wichtigste Erkenntnis seiner Lehre war jedoch, den Einklang zwischen Mensch und Natur anzustreben. Auch die Inder wußten, daß einem Gift ein „Gegengift“ entgegenwirkt und die Wirkung von der Dosierung abhängt.
Sowohl die Ägypter - von denen alte Papyrus-Rollen

mit über 750 Kräutern sowie medizinische Anweisungen erhalten blieben - als auch die Römer und Germanen, haben die Heilkunde intensiv praktiziert.

Im christlichen Mittelalter waren es vorwiegend die Mönche, die sich damit beschäftigten. Sie legten innerhalb der Klöster die ersten Kräutergärten an, in denen neben heimischen Gewächsen auch mediterrane Pflanzen wie Wermut , Rosmarin oder Thymian kultiviert wurden. Als erste Frau hinterließ die Äbtissin Hildegard von Bingen im Jahre 1179 drei große, heilkundliche Werke. Sie nannte konkrete Rezepte. Mit der späteren Erfindung der Buchdrukkerkunst fanden ihre und andere Heilkräuterbücher weite Verbreitung.

Im ausklingenden Mittelalter entwickelte sich die Blütezeit der Kräuterkunde, bis dann im 18. Jahrhundert der geniale Arzt Samuel Hahnemann eine neue Lehre verbreitete, die im Kern die Aussage beinhaltet: „Ähnliches heilt Ähnliches“. Seine Heilmittel, die er durch immer feinere Verdünnung zur Anwendung brachte, sollten nicht nur die Symptome bekämpfen, sondern in erster Linie die Selbstheilungskräfte gegen die Krankheit aktivieren. So entwickelte er die Basis der modernen Impfpraxis und Immunbiologie. Trotz der rasanten Entwicklung der chemischen Arzneimittel ab dem 19. Jahrhundert gelang es den beiden Kräuterpfarrern Sebastian Kneipp und Johann Künzle der Heilpflanzenkunde wieder ihren Stellenwert zuzuweisen. Chemische Medikamente sind für bestimmte Krankheiten zwar unerläßlich, dennoch sind ihre Nebenwirkungen wie Allergien, Organschädigungen oder sogar die Resistenz gegen das Präparat nicht zu unterschätzen. In den letzten Jahren setzt daher ein Umdenken ein, unterstützt von der Besinnung auf Altbewährtes. So sind die gehaltvollen Heilkräuter für alle Anwender eine bedeutende Alternative. Wichtig ist jedoch, eine passende Dosierung einzuhalten und somit die Körperfunktionen zu unterstützen.

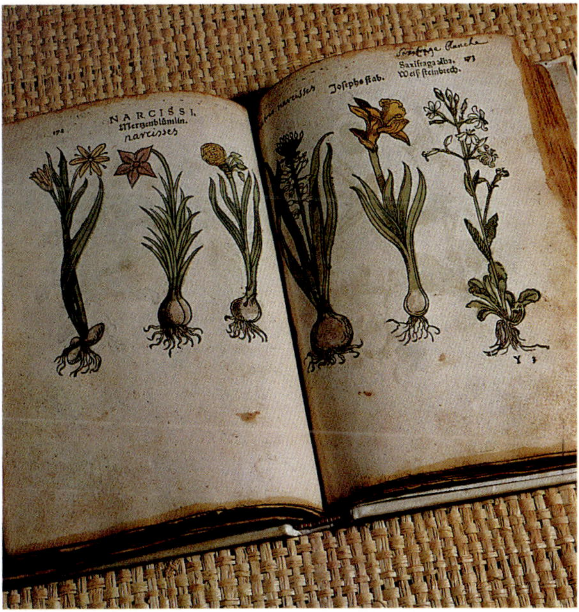

Die wichtigsten Wirkstoffe der Heilkräuter

Ätherische Öle sind stark riechende, ölartige Flüssigkeiten, die leicht verdunsten. In vielen Pflanzen sind sie verantwortlich für den charakteristischen Geruch. Sie finden sich in ihren Blüten, Blättern, Stengeln und Wurzeln. Meist bestehen sie aus einer Mischung von Einzelstoffen. Sie sind vornehmlich in Alkohol, jedoch kaum in Wasser löslich. Je nach Pflanzenherkunft weisen sie ein weites Wirkungsspektrum auf: durchblutungsfördernd sind Rosmarinblätter, Lavendelblüten und Thymiankraut; hustenlösend wirken Aniskörner, Wacholderbeeren,Malven- und Pfefferminzblätter; als krampflösend gelten Kamillenblüten, Melissen-

und Pfefferminzblätter und galletreibend wirken die ätherischen Öle aus Lavendelblüten, Wermutkraut sowie Schafgarbe.

Glykoside sind Pflanzenwirkstoffe, die chemisch an Zucker (Glukose=Traubenzucker) gebunden und demnach wasserlöslich sind. Zu den markanten Untergruppen gehören:

a) Saponine
Sie schäumen in Wasser stark auf und wirken schleimlösend und bei Husten auswurffördernd, z. B. Birke, Veilchen oder Schlüsselblume. Die Saponine verteilen sich leicht über die Schleimhäute des Magens oder Darmes, wo sie die Durchlässigkeit der Schleimhäute verbessern und anderen Stoffen ein leichteres Aufsaugen ermöglichen.

b) herzwirksame Glykoside
Sie stellen die wichtigste Gykosid-Gruppe dar. Sie sind vor allem in Giftpflanzen zu finden und verbessern die Herzfunktion sowie die Entwässerung des Körpers. Ihre Anwendung sollte jedoch stets dem Arzt vorbehalten bleiben.

c) Anthrachionglykoside
Sie sind als Abführmittel bekannt, in dem sie auf die Peristaltik des Dickdarmes einwirken.

d) Flavone
Flavone ist der zusammenfassende Begriff für Farbstoffe in glykosidischer Bindung. Sie befinden sich im Zellsaft und gehören zum Reguliersystem der Pflanze. Sie sind gut verträglich, auch in höheren Dosierungen. Sie wirken vor allem durchblutungsfördernd und kommen in zahlreichen Blüten, z.B. Arnika, Kamillen- oder Lindenblüten sowie Holunder, vor.

Gerbstoffe lassen das Hauteiweiß gerinnen und werden in großen Mengen zum Gerben eingesetzt. Ihre Heilwirkung beruht auf dem Prinzip, daß die obersten Hautschichten sozusagen „gegerbt“ werden, wodurch Schwellungen, Ekzeme u. a. abklingen. Vor allem im Magen- Darmbereich begünstigen sie manche Entzündungen, da die Gerbstoffe das Bakterienwachstum hemmen. Besonders gehaltvoll sind z.B. Heidelbeeren und Salbeiblätter.

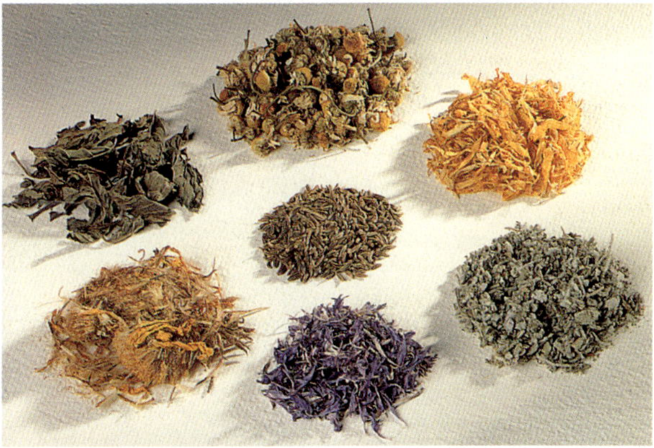

Bitterstoffe als Pflanzenbestandteile treten häufig in Verbindung mit ätherischen Ölen auf. Sie wirken bevorzugt auf den Magen, fördern den Appetit und reizen den Gallenfluß. Ein hoher Anteil findet sich in Wermutblättern, Löwenzahn und Hopfen.

Kieselsäure nehmen einzelne Pflanzen über den Boden auf. Der menschliche Körper benötigt die Kieselsäure vor allem für den Aufbau des Bindegewebes (Sehnen, Gelenke, Blutgefäße), aber auch für Haut und Haare. Besonders gehaltvoll ist der Schachtelhalm.
Neben verschiedenartigen Hormonen enthalten alle Heilpflanzen **Vitamine, Mineralstoffe** und **Spurenelemente**. Sie sind für den Menschen unentbehrlich, da sie z. B. für den Aufbau von Knochen, Zähnen, Bindegewebe, Zellstrukturen und Enzymen benötigt werden. Darüber hinaus beeinflussen sie den Wasserhaushalt des Körpers.
Ein hoher Gehalt an Vitamin C findet sich beispielsweise in der Hagebutte.

Schleimstoffe sind gelartige Substanzen, die aus langkettigen Zuckermolekülen bestehen. Schleime, die auf entzündete Gewebe aufgetragen werden, wirken überaus beruhigend.

Der richtige Umgang mit Heilkräutern

Heilkräuter oder wildwachsende Beeren muß man heute nicht mehr mühsam suchen. Wer mit offenen Augen durch die Natur geht, findet sie fast überall.

Grundsätzlich gilt:

- nur Blätter, Blüten oder Beeren von den Pflanzen **sammeln**, die man mit Sicherheit bestimmen kann, um giftige Pflanzen auszuschließen.
  Beim Sammeln sollten Sie Pflanzen an stark befahrenen Straßen, von extrem gedüngten Wiesen oder in der Nähe von Industrieanlagen, meiden. Lassen Sie nach Möglichkeit die unteren Pflanzenteile stehen, damit ihre Weiterentwicklung erhalten bleibt. Der Gehalt an aromatischen Inhaltsstoffen ist bei einigen Kräutern besonders hoch, wenn man sie noch vor der Blüte erntet. Heilkräuter-Blüten sammelt man am besten am späten Vormittag, wenn die Sonne noch nicht so stark scheint. Aroma sowie Saft sind dann besonders gehaltvoll.

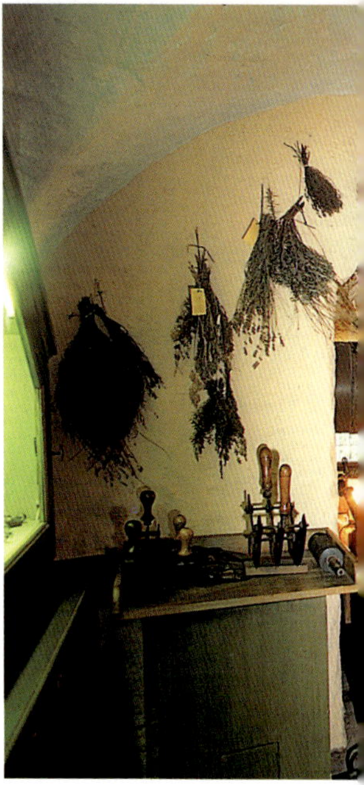

- **transportieren** Sie das Gesammelte am besten in einem luftigen Körbchen, nie in Plastiktüten

- giftige oder geschützte Pflanzen sollten Sie nicht sammeln, sondern besser, bereits vorbereitet, in der Apotheke kaufen. Wichtig ist, die Dosierung besonders genau einzuhalten.

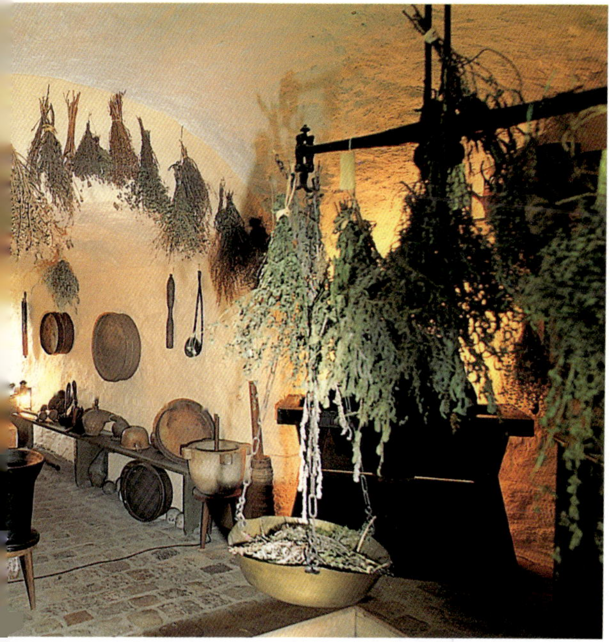

Zum **Anpflanzen** im Kräutergarten oder in größeren Blumenkästen auf dem Balkon eignen sich: Rosmarin, Pfefferminze, Salbei oder Veilchen. Viele Heilkräuter gedeihen auch im Winter in einem hellen, trockenen Keller. Heilkräuter lassen sich am besten durch ein schnelles, luftiges **Trocknen** konservieren. Hierzu werden die frisch geernteten Teile bei Bedarf kurz kalt abgespült, vorsichtig trockengetupft und nach unten hängend aufbewahrt oder auf mit Küchenpapier ausgelegten Tabletts ausgebreitet. Für hitzeunempfindliche Pflanzen hat sich das Trocknen im Heißluftbackofen bei ca. 50°C bewährt. Dabei den Rost mit einem Gazetuch auslegen. Ist der Vorgang abgeschlossen, so zerreibt man die Kräuter und läßt sie ggf. nachtrocknen.

Aroma und Wirkstoffe von Heilkräutern bleiben auch beim **Tiefgefrieren** bestens erhalten. Zerkleinerte Kräuter oder ganze Blätter friert man am besten portionsweise ein. Sie lassen sich in die Eiswürfelschale füllen und mit Wasser oder Fleischbrühe übergießen. Einzeln verpackt und beschriftet sind die gefrorenen Kräuterwürfel platzsparend im Gefriergerät lagerbar. Zum direkten Würzen von Soßen oder Suppen sind sie bestens geeignet.

Für die **Herstellung von fermentiertem Tee**, beispielsweise aus Blättern der Brombeere, läßt man die auf Papier ausgebreiteten Blätter zunächst welken, dann werden sie zerrieben und zugedeckt ca. 1 Tag lang an einen warmen Ort gestellt. Sobald sie braun sind, trocknet man sie für ca. 2 Stunden bei etwa 40-50 °C im Backofen mit Ober- und Unterhitze. Damit die Restfeuchte entweichen kann, ist gelegentlich die Tür zu öffnen.

Zum **Aufbewahren** der getrockneten Heilkräuter eignen sich fest verschließbare Dosen, Porzellangefäße oder dunkle Schraubgläser.

An einem kühlen, trockenen Ort aufbewahrt, sind sie bis zu 12 Monate lagerfähig. Stehen sie zu warm, so nimmt der Gehalt an ätherischen Ölen schnell ab. An feuchten Standorten entwickeln sich möglicherweise Keime. Versehen Sie jeden Behälter mit einer Inhaltsbezeichnung sowie dem Verpackungsdatum.

Anwendungsmöglichkeiten

Die verschiedenen Heilkräuter lassen sich wie folgt zubereiten und verwenden:

Preßsaft
Die gewaschenen Pflanzen oder Früchte werden zunächst mit einem Wiegemesser zerkleinert und anschließend durch ein sauberes Leinentuch gepreßt. Die Ausbeute richtet sich nach dem Saftgehalt. Wird das Tuch mit Wasser befeuchtet, so läßt sich die Menge erhöhen. Gute Dienste leistet auch eine elektrische Saftzentrifuge.

Der Saft muß stets im Kühlschrank aufbewahrt werden. Nach Möglichkeit stellt man ihn portionsweise frisch oder höchstens für 1-2 Tage auf Vorrat her.

Kalt-Auszug
mit kaltem Wasser angesetzt, werden hierbei die Inhaltsstoffe verschiedener Pflanzenteile ausgelöst. Dies kann bis zu 12 Stunden oder in Einzelfällen auch länger dauern. Ein gelegentliches Umrühren ist wichtig. Sinnvoll ist diese Methode vor allem dann, wenn die wirksamen Stoffe keine Wärme vertragen (z.B. Hagebuttenkerne). Zum Trinken läßt sich der Auszug leicht anwärmen.

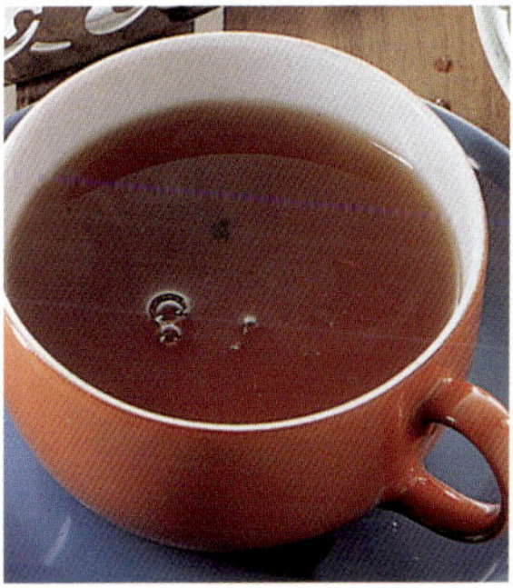

Tee-Aufguß
Er wird aus zarten Blüten, Blättern sowie anderen Pflanzenteilen hergestellt. Die vorgegebene Menge der zerkleinerten Heilkräuterbestandteile wird dann mit siedend heißem Wasser übergossen und muß bei mehrmaligem Umrühren bis zu 10 Minuten ziehen. Nach dem Durchseihen wird er noch warm getrunken.

Abkochung
Dazu setzt man bestimmte Heilkräuterbestandteile, wie z.B. Blütenblätter, mit der entsprechenden Menge Wasser kalt an, bringt die Mischung zum Kochen und läßt sie dann noch ca. 5-10 Minuten ziehen. Einige Pflanzen müssen bis zu 30 Minuten kochen. Warm abgepreßt und gegebenenfalls filtriert, entsteht ein gehaltvoller Auszug.

Tinktur
Die meisten Tinkturen stellt man mit Alkohol her. Geeignet sind Spiritus oder Weingeist mit einem Alkoholgehalt von 70 %, der in allen Apotheken oder Drogerien erhältlich ist. Für einige Anwendungen ist Branntwein mit 40 Vol. % empfohlen. Die vorbereiteten Kräuter werden in eine dickwandige Flasche gefüllt, mit dem Alkohol übergossen, gut verschlossen und für mindestens 10 Tage bis zu 4 Wochen an einen nicht zu hellen Ort gestellt. In dieser Zeit schüttelt man den Inhalt täglich einmal. Nach Ablauf der Lagerzeit wird die Tinktur gefiltert und in eine dunkle Flasche umgefüllt, die nochmals einige Tage stehen bleibt. Die Mischung ist haltbar und wird, innerlich angewandt, tropfenweise verdünnt oder auch äußerlich eingesetzt.

Kräuteröle
Ölige Kräuterzubereitungen sind vor allem zur äußerlichen Einreibung bei Rheuma und Gelenkschmerzen empfehlenswert. Grundlage ist stets ein gutes, vitaminhaltiges Pflanzenöl wie Leinsamen-, Sonnenblumen- oder Weizenkeimöl. 1 Teil der getrockneten Heilkräuter werden dann mit 5 Teilen Öl vermischt und in eine dunkle Flasche gegeben. Der gut verschlossene Ansatz sollte 4 - 6 Wochen an einem kühlen, dunklen Ort ziehen, ehe man ihn abseiht und umfüllt. Einreibungen lassen sich bis zu 4 mal täglich durchführen.

Kompressen, Umschläge
Hierbei werden die Wirkstoffe der Kräuter über die Haut aufgenommen. Tauchen Sie ein sauberes Leinen- oder Baumwolltuch in eine heiße Abkochung oder einen Aufguß. Anschließend legen Sie es auf die betroffene Stelle und wechseln Sie

es, wenn das Tuch abgekühlt ist. Die Wärme hält sich länger, wenn zusätzlich eine Wärmeflasche aufgelegt wird.

Badezusätze (Kräuterbad)
Dazu bereitet man am besten eine größere Menge Kräutertee als Abkochung oder Tee-Aufguß zu, da direkt ins Badwasser gegebene Kräuter auf der Haut kleben bleiben und zudem den Abfluß verstopfen. Der Organismus nimmt die Wirkstoffe teils über die Haut, teils beim Atmen auf. Kräuterbäder werden als Teil- oder Vollbäder angewendet und dauern 10 bis 20 Minuten. Sie wirken beruhigend, entspannend und durchblutungsfördernd. Die Wassertemperatur sollte bei etwa 37°C liegen.

Inhalation
Etwa 1 Handvoll Heilkräuter (z.B. Kamille oder Thymian) gibt man in einen Topf mit 1/2 -1l siedend heißem Wasser und legt den Deckel auf. Dann wird er auf einen Stuhl oder einen niedrigen Tisch gestellt. Zur Inhalation beugt man nun den Kopf tief über den noch geschlossenen Topf, hüllt Kopf, Schultern und Topf in ein großes Tuch ein, so daß kein Dampf entweichen kann, öffnet den Topfdeckel und atmet tief durch Mund sowie Nase.

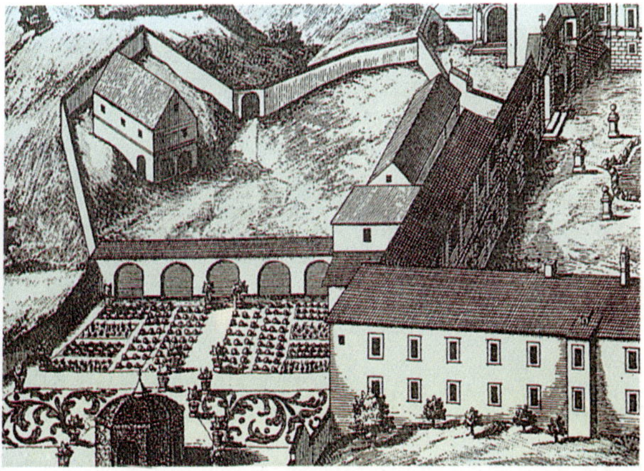

Kleine Heilkräuter-Tabelle

Heilpflanze	Wirkungsweise	Anwendung
Arnika	Gefäß-Durchblutung, Herz/Kreislauf-Störungen, Zerrungen, Blutergüsse, Magenbeschwerden, Insektenstiche, Prellung.	Tee, Gurgelmittel, Umschläge, Tinktur, Gesichtsdampfbad
Baldrian	Schlafstörungen, Darmerkrankungen, Kreislaufstörungen, Migräne, Nervenkräftigung/ Beruhigung, Reizblase.	Tee, Tinktur, Badezusatz
Birke	Blasen- und Harnwegserkrankungen, Gicht, blutreinigend, Rheuma, Wundheilung	Tee, Abkochung, Haarwasser, Salat
Brennessel	stoffwechselfördernd, Akne, Blasen- und Harnwegserkrankungen, blutreinigend, Gicht, Rheuma	Tee, Preßsaft, Tinktur, Salat, Suppen, Gemüse
Brombeere	Erkältung, Grippe, Mundschleimhautentzündung, Darmerkrankungen (Durchfall), Magenbeschwerden, Zahnfleischerkrankungen	Tee, Saft, Gelee, Sirup, Likör
Gänseblümchen	stoffwechselfördernd, Husten, Bronchialerkrankungen, blutreinigend.	Tee, Abkochung, Salat, Gemüse, Beigabe, Gewürz

Heckenrose/ Hagebutte	Erkältung, Grippe, Brechdurchfall, Blasen- und Harnwegserkrankungen, Nierenleiden	Tee, Abkochung, Kerntee, Likör, Wein, Mus, Suppe
Holunder	Asthma, Blasen- und Harnwegserkrankungen, blutreinigend, Bronchialerkrankungen, Grippe, Fieber, Halsschmerzen, Husten, Rachenkatarrh, Schnupfen, schweißtreibend	Tee, Blüten-Essig, Saft, Mus, Punsch, Gewürz, Beigabe, Likör, Gelee, Suppe
Hopfen	nervenkräftigend, Beruhigung, Appetitlosigkeit, Blasen- und Harnwegserkrankungen, Kreislaufstörungen, Wundheilung	Tee, Tinktur, Umschläge, Haarwasser, Kräuterkissen
Johanniskraut	Bluterguß, nervenkräftigend, Beruhigung, Schlafstörungen, Herzbeschwerden, Sonnenbrand, Wundheilung	Tee, Umschläge, Öl, Schnaps
Kamille	Akne, Blasen- und Harnwegserkrankungen, Blähungen, Bronchialerkrankungen, Durchfall, Ekzeme, Hautentzündungen, Husten, Magenbeschwerden, Wundheilung	Tee, Inhalation, Badezusatz, Gesichtsdampfbäder, Kompressen/Umschläge, Gurgelmittel, Wein, Handcreme
Linde (Blüten)	Erkältung, Grippe, Fieber, schweißtreibend	Tee, Erkältungsbad, Blütengelee
Löwenzahn	Akne, Appetitlosigkeit, stoffwechselfördernd, Leberleiden, Nieren- und Gallenstörungen, Gicht, Rheuma, Ekzeme	Tee, Preßsaft, Honig, Blütengelee, Salat, Gemüse

Malve	Husten, Heiserkeit, Halsschmerzen, Magenschleimhautentzündung, Wundheilung	Tee, Waschungen, Auflagen, Gemüse
Pfefferminze	nervenkräftigend, beruhigend, Schlafstörungen, Magen-, Darm- und Gallenbeschwerden, Migräne, Sonnenbrand, Mundschleimhautentzündung	Tee, Likör, Öl, Gewürzbeigabe, Gurgelmittel
Rosmarin	Akne, Appetitlosigkeit, Magen- und Darmbeschwerden, Krämpfe, Hautprobleme	Tee, Tinktur, Badezusatz, Wein, Öl, Gesichtsdampfbad, Gewürzbeigabe
Salbei	Brechdurchfall, Halsschmerzen, Heiserkeit, Husten, Rachenkatarrh, Regelbeschwerden, Mundentzündungen, Fußschweiß	Tee, Abkochung, Tinktur, Wein, Gewürzbeigabe, Gurgelmittel
Schafgarbe	Magen-, Gallen- und Leberleiden, Stoffwechselstörungen, Wundheilung, Regelbeschwerden, Kreislaufstörung	Tee, Auszug, Preßsaft, Salate, Gewürz
Spitzwegerich	blutreinigend, gefäßkräftigend, lindert Keuchhusten, Asthma, Bronchialerkrankungen, Insektenstiche, Sonnenbrand	Tee, Preßsaft, Sirup, Gewürzbeigabe, Gemüse
Thymian	Husten, Asthma, Bronchitis, Blähungen, Erkältung, Grippe, Halsschmerzen, lindert Keuchhusten, Wundheilung	Tee, Abkochung, Badezusatz, Essig, Gewürzbeigabe, Öl
Veilchen	Asthma, Bronchialerkrankungen, Halsschmerzen, lindert Keuchhusten, nervenkräftigend, beruhigend, Rheuma	Tee, Gurgelmittel, Sirup

Weißdorn	Herz- und Kreislaufbeschwerden, Depressionen, Angstzustände, Schlafstörungen	Tee, Tinktur, Wein
Wermut	Akne, Magen-, Gallen- und Darmerkrankungen, Durchfall, Mundgeruch, Appetitlosigkeit	Tee, Aufguß, Gurgelmittel

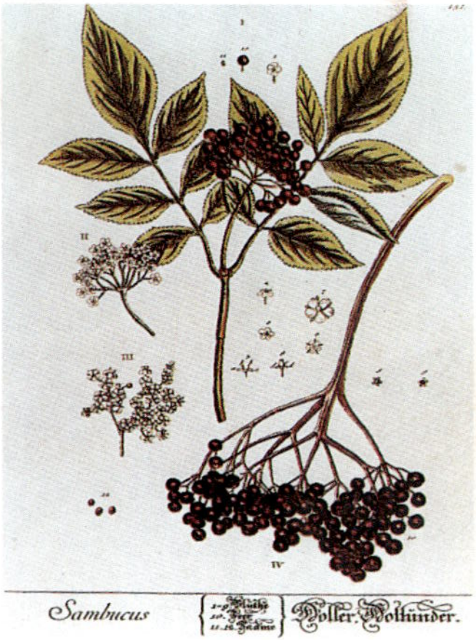

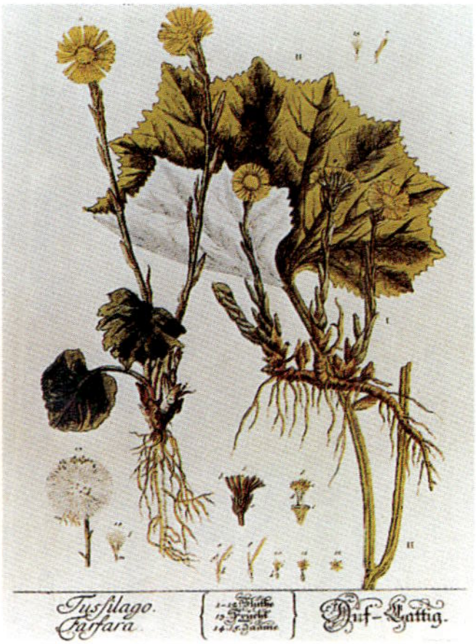

Arnika

Die Arnika wächst gerne auf kalkarmen, sandigen Böden, auf Wiesen und an Waldrändern. Sie duftet aromatisch und würzig, ihr Geschmack ist jedoch eher bitter und scharf. Die Blütezeit ist im Juni/Juli. Sie gilt als eine gefährdete, geschützte und giftige Pflanze! Gesammelt werden nur die Blüten, die den Bitterstoff Arnicin enthalten. Sie sind als Trockenprodukt in der Apotheke erhältlich und dürfen nur streng dosiert verwendet werden. In gut schließenden Behältern - nicht aus Kunststoff - bewahrt man sie am besten auf.

Wirkstoffe:
Es ist bekannt, daß die Inhaltsstoffe der Arnika die

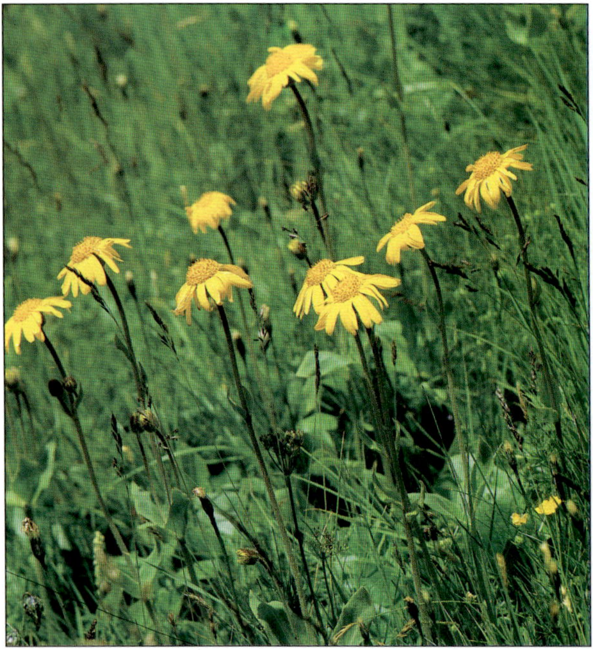

Gefäß-Durchblutung fördern. Sie wird in der Medizin auch als beruhigendes Herzmittel eingesetzt. Die Einnahme ist vom Arzt zu rezeptieren. Äußerlich angewandt, hilft sie bei Zerrungen , Blutergüssen, Rheuma und dient der Wundbehandlung. Ihre Bitterstoffe helfen bei Magenbeschwerden.

Anwendung:
Arnika-Tee bereitet man wie folgt zu: 1/2-1TL getrocknete Blüten mit 1/4 l siedendem Wasser übergießen, 10 Minuten ziehen lassen, abseihen und 2 mal täglich 1 Tasse als Herz- oder Magentee (unter ärztlicher Begleitung) langsam warm trinken. Als Gurgelmittel ist dieser Tee äußerst hilfreich bei Halsentzündungen. Der Tee oder die in der Apotheke erhältliche Arnika-Tinktur eignen sich auch für Umschläge bzw. Auflagen. Hierfür wird 1EL der Tinktur mit 1/2 l kaltem Wasser gemischt. Verbandmull oder -watte wird dann mit dem Teeaufguß oder der verdünnten Tinktur getränkt. Dies wird dann mehrmals täglich auf die zu behandelnde Stelle gelegt und mit einer Bandage fixiert. 2 EL der Tinktur auf 1l heißes Wasser ergeben ein ideales Gesichtsdampfbad zur Behandlung unreiner Haut.

Baldrian

Der Baldrian ist eine Staude, die nahezu in ganz Europa zu finden ist. Er wächst gern an feuchten Wiesen, sowie Wald- und Bachrändern und kann bis zu 150 cm hoch werden. Sein Stengel ist innen meist hohl. Die Blüten zeigen sich von Juli bis September und sind eher klein, meist weißlich bis hellrosa. Nach der Blütezeit, d. h. im Herbst, wird der dann gehaltvolle Wurzelstock ausgegraben. Nach dem kalten Abwaschen entfernt man die dünnen Nebenwurzeln und trocknet die Hauptwurzel. Später, kleingeschnitten, läßt man sie noch nachtrocknen und bewahrt die Wurzelstückchen in Dosen oder dunklen Gläsern auf.

Wirkstoffe:
Der Baldrian enthält vor-

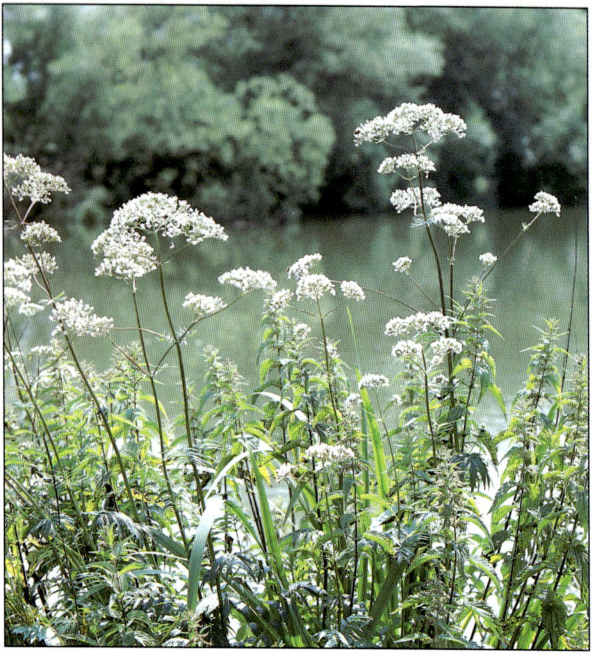

wiegend ätherische Öle und eine Reihe von Pflanzensäuren. Der Gesamtgehalt der Inhaltsstoffe ist maßgebend für die umfassende Wirkung. Er ist herz- und nervenberuhigend, schlaffördernd - ohne müde zu machen - nervenstärkend, magenberuhigend und hilft bei Migräne. Die Behandlungsdauer sollte jedoch begrenzt sein, um eine Abhängigkeit auszuschließen.

Anwendung:
Für einen gehaltvollen Tee werden 1 - 2 TL der kleingeschnittenen Wurzel in 1/4 l kaltem Wasser für ca. 10 Stunden angesetzt, dann abgeseiht und zum Trinken leicht erwärmt. So ist der Tee ein bewährtes Schlafmittel. Er läßt sich auch mit Lavendel, Melisse oder Rosmarin mischen. Für die Herstellung einer Tinktur setzt man 1/3 kleingeschnittene

Wurzeln mit 2/3 Alkohol (z.B. Weingeist mit 50% Vol.) in einer dunklen Flasche an. 14 Tage unter häufigem Schütteln an einem warmen Ort stehen lassen, dann abfiltrieren. Hiervon verwendet man 2 - 3 mal täglich bis zu 30 Tropfen auf 1 Glas warmes Wasser. Für ein wohltuendes, abendliches Baldrian-Bad setzt man ca. 100 g Wurzeln mit 1 l kaltem Wasser an, läßt die Mischung ca. 12-14 Stunden ziehen und gibt den abgeseihten Ansatz dann unter das Vollbad, welches eine Temperatur von ca. 37°C haben sollte. Nach 10-15 Minuten Badedauer ist zur vollständigen Entspannung eine 1-stündige Ruhephase zu empfehlen.

Birke

Die weit verbreitet zu findende Birke kommt in vielen Arten vor und paßt sich den unterschiedlichsten Bedingungen an. Begehrt sind ihre zarten Triebe mit den jungen Blättern, die man am besten im März/April sammelt. Sie werden im Schatten getrocknet, dann streifig geschnitten und vor Licht geschützt aufbewahrt.

Wirkstoffe:
Durch seinen Gehalt an ätherischen Ölen, Saponinen, Flavonen und Gerbstoffen wirkt ein Birkenblättertee harntreibend, ohne die Nieren zu reizen. Darüber hinaus ist er blutreinigend und hilft bei Rheuma sowie Gicht. Äußerlich angewandt, ist die Abkochung ein gutes Mittel gegen Schuppenflechte, unreine Haut und bei schlecht heilenden Wunden. Die Wirkung verstärkt sich bei Zusatz von Natron.

Anwendung:
Für einen Birkenblätter-Tee gibt man 1 El auf 1/4 l heißes Wasser, läßt die Mischung ca. 2 Stunden einweichen und bringt sie dann langsam zum Kochen. Für eine wirkungsvolle Blutreinigungskur sind 3 - 4 Tassen Tee/Tag für einen Zeitraum von ca. 4 Wochen empfohlen. Zur äußerlichen Behandlung z.B. von

Hautproblemen, stellt man aus ca. 4 Handvoll Blättern und 1 1/2 l kaltem Wasser eine Abkochung her. Der abgeseihte Extrakt kann entweder einem Vollbad zugesetzt oder in Form von Umschlägen verwendet werden.

Birken - Haarwasser

5-6 TL getrocknete Birkenblätter

75-100 ml Wasser

75 ml Alkohol, ca. 70 Vol.%

● Die Birkenblätter in eine Schüssel geben, mit aufgekochtem Wasser begießen und zugedeckt ca. 10-15 Minuten ziehen lassen dann filtern (z.B. durch einen Kaffeefilter) und zum Abkühlen bei-

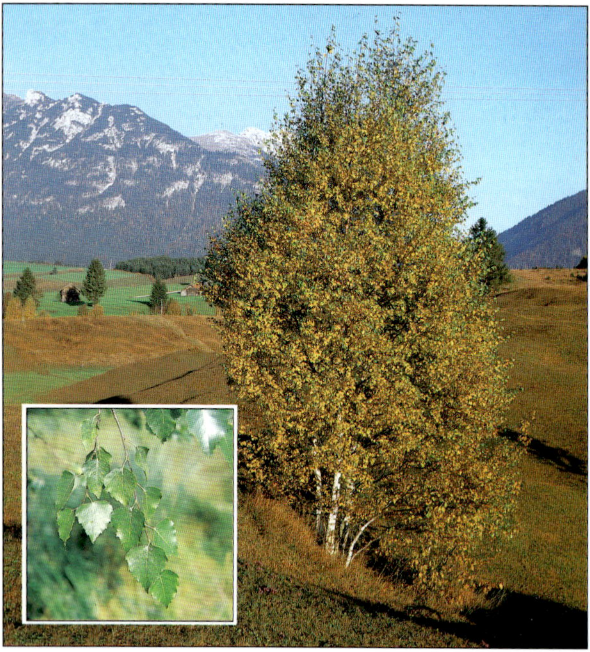

seite stellen. Das Filtrat mit dem Alkohol vermischen und in eine gut schließende Flasche füllen.

● Täglich 5-10 ml in das frisch gewaschene Haar einmassiert, hilft dieses Birken-Haarwasser bei Schuppen, fettiger Kopfhaut und Haarausfall.

Brennessel

Die wertvolle Brennessel gilt leider als weit verbreitetes Unkraut. Je nach Standort wächst sie bis zu 150 cm hoch. Blätter und Stengel sind dicht mit feinen Haaren besetzt, die schon bei leichter Berührung Hautreizungen hervorrufen. Zum Einsammeln trägt man daher am besten Gummihandschuhe. An Wegen und Mauern sowie Waldrändern ist sie leicht zu finden. Zum Sammeln der ca. 15 cm hohen Jungpflanzen - möglichst im April - sollte man umweltbelastete Stellen unbedingt meiden. Im September/Oktober ist die beste Zeit zum Ernten der Wurzeln. Sie werden gründlich gewaschen und dann, wie die zarten Blätter, getrocknet. Lichtgeschützt bewahrt man sie getrennt voneinander in luftdichten Behältern (z.B. dunkle Gläser) auf.

Wirkstoffe:

Gerbsäure, Vitamin C und Histamine sowie Ameisen- und Essigsäure sind die wesentlichen Inhaltsstoffe, die aus der Brennessel ein wirkungsvolles Stoffwechselpräparat machen.
Sie wirkt blutreinigend, harntreibend, blutzuckersenkend und entschlakkend.

Anwendung:

Für den Tee werden 2 gehäufte TL auf 1/4 l heißes Wasser gegeben, einmal aufkochen, etwa 10 Minuten ziehen lassen, dann abseihen. 2-3 Tassen/Tag für mind. 4 Wochen getrunken, wirkt der Tee als Blutreinigungsmittel. Der frische Preßsaft, von dem 3 mal täglich 1 El auf 1 Glas Wasser gegeben wird, läßt Harnsäuren ausschwemmen. In größeren Mengen angefertigt, ist der Saft etwa 1 Woche lang haltbar. Zur Durchblutung der Kopfhaut und als Rheumamittel wirkt die Brennessel-Tinktur. Hierzu

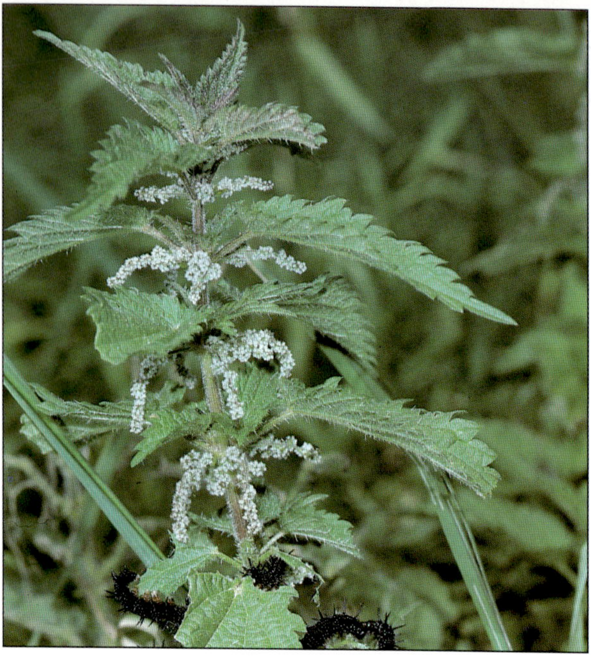

gibt man die frischen, jungen Blätter halbhoch in ein weithalsiges Gefäß und füllt mit Alkohol (50-70 Vol.%) auf. Unter häufigem Schütteln bleibt die Mischung ca. 3 Wochen lang stehen, dann wird sie abgefiltert und gut verschlossen aufbewahrt. Zur Anwendung kommt eine 1:4 Verdünnung.

Brennesselsalat

300 g junge, zarte Brennesselblätter	1 El Mayonnaise
1 EL Joghurt	1 El Zitronensaft
1 El Rahm (süße Sahne)	etwas Zucker, Salz
	frisch geh. Schnittlauch

● Die Brennesselblätter verlesen, waschen und kurz mit heißem Wasser überbrühen. Gut abtropfen lassen, dann leicht trockentupfen.

● Aus Joghurt, Rahm, Mayonnaise, Zitronensaft, Zucker, Salz und Schnittlauch eine Salatsoße anrühren. Die Brennesselblätter daruntermischen und sofort servieren.

Brennessel-Cremesuppe

- 3 El Butter oder Margarine
- ca. 3 El Mehl
- Milch, Salz, weißer Pfeffer
- 1 Prise Muskat
- 500 g Brennesselblätter
- 1 l Fleischsuppe
- 200 ml Rahm (süße Sahne)
- 20 g kalte Butter
- geröstete Semmelwürfelchen nach Belieben

● Das Fett in einem größeren Topf schmelzen, das gesiebte Mehl darüber streuen, kurz anschwitzen lassen und so viel Milch dazugeben, daß eine dickflüssige Mischung entsteht. Würzen und unter gelegentlichem Umrühren ca. 15 Minuten lang leicht köcheln lassen.

● Die gewaschenen, gut trockengetupften und anschließend im Mixer fein pürierten Brennesselblätter dazugeben, mit Fleischsuppe auffüllen und ca. 10 Minuten kochen.

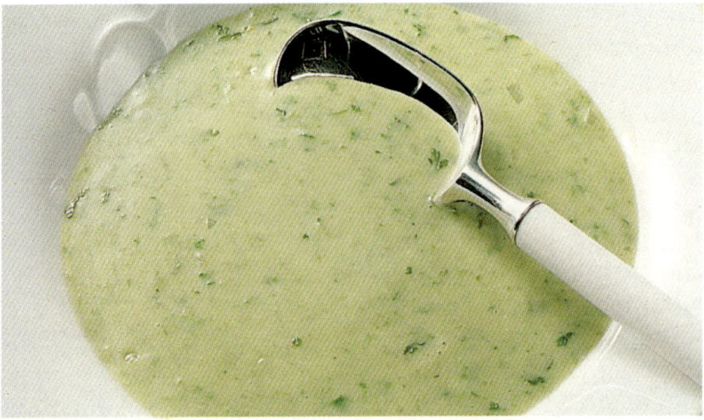

● Von der Kochstelle nehmen, Rahm und Butter untermixen, nochmals abschmecken und sofort servieren. Nach Belieben geröstete Semmelwürfelchen dazu reichen.

Brombeere

Dem recht stacheligen Brombeerstrauch begegnet man fast überall in Europa an vielen Wegen und Waldrändern. Die Blütezeit ist im Mai/Juni, dann pflückt man am besten die jungen, mild schmeckenden Blätter, die sich nach einem luftigen Trocknen für verschiedene Anwendungen eignen. Etwa Ende August können die gereiften, dunklen Beeren gesammelt werden. Sie sind mild und aromatisch. In dieser Zeit erhält man sie auch auf vielen Märkten. Sie lassen sich gut einfrieren und einkochen.

Wirkstoffe:
Die Beeren enthalten Provitamin A, Vitamin C, Mineralstoffe sowie Spurenelemente. Brombeersaft hilft bei Entzündungen der Mundschleimhaut, bei Erkältungskrankheiten sowie Atemwegsbeschwerden. Die Blätter sind reich an ätherischen Ölen und Gerbsäure. Der daraus hergestellte Tee hilft bei Magen- und Darmentzündungen, bei Durchfall und Harnwegsbeschwerden.

Anwendung:
Für die Zubereitung von Brombeersaft werden die aufgekochten, ausgepreßten Früchte (auf 1,5 kg setzt man 500 g Zucker und den Saft 1 Zitrone zu) in saubere Flaschen gefüllt, dann verschlossen und kalt gestellt. Auf geeignete Portionsschalen verteilt, läßt er sich gut einfrieren. Zur Heilanwendung 3-4 El Saft langsam im Mund zergehen lassen oder mit warmem Wasser verdünnt, schluckweise trinken. Für einen wirkungsvollen Teeaufguß gibt man 4-5 TL getrocknete Brombeerblätter in 1/2 l kaltes Wasser, läßt die Mischung 5 Minuten leicht köcheln und ca. 10 - 15 Minuten lang ziehen, dann abseihen. 3-4 Tassen/Tag langsam trinken.

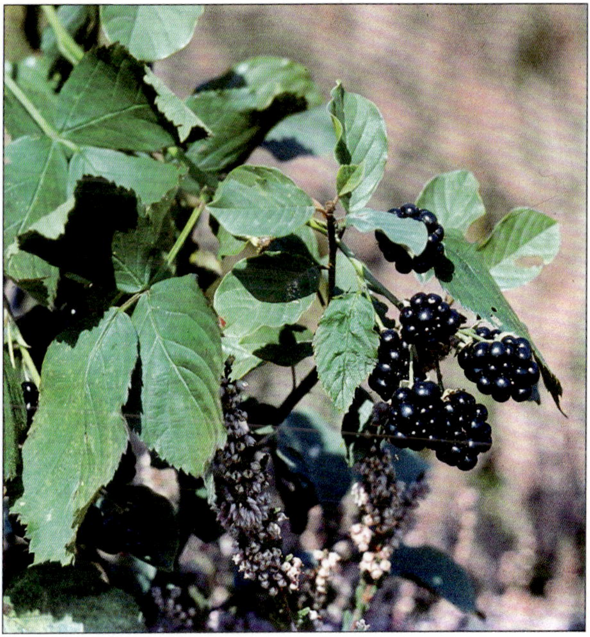

Brombeergelee

1 kg verlesene Brombeeren	etwas Zitronensaft
	500 g Gelierzucker

● Die Beeren waschen, abtropfen lassen und unter Zugabe von etwas Wasser langsam weichkochen. Den Saft durch ein feuchtes Tuch über Nacht in eine Schüssel abtropfen lassen. Am nächsten Tag das Tuch möglichst gründlich ausdrücken, dabei am besten Gummihandschuhe anziehen.

● Den Saft mit Zitronensaft und Zucker mischen, dann einkochen, bis die Masse geliert. Leicht ausgekühlt in vorbereitete Gläser füllen und luftdicht verschließen.

Brombeer-Likör

250 g vollreife Brombeeren	1 Zimtstange
150 g weißer Kandiszucker	0,7 l Obstler oder Korn

● Die Brombeeren verlesen, gründlich waschen und gut abtropfen lassen. In eine weithalsige Flasche füllen, Kandiszucker und Zimtstange hinzufügen. Mit Obstler oder Korn übergießen.

● An einem hellen Platz mindestens 6-8 Wochen lang durchziehen lassen und dabei gelegentlich schütteln.

● In eine Karaffe filtern und noch ca. 4 Wochen lang ruhen lassen.

Gänseblümchen

Das 4-15 cm hoch wachsende Gänseblümchen findet man überall in Europa, vorwiegend auf Wiesen, Weiden und anderen Grünflächen. Typisch ist, daß es den Blütenkopf mit dem Lauf der Sonne von Ost nach West dreht. Es blüht von Februar bis November, so daß Blattrosetten oder Blütenknospen das ganze Jahr über zu sammeln sind. Der Geruch ist mild und leicht würzig. Die Blätter sammelt man am besten im Frühjahr, dann wenn sie noch jung sind und verarbeitet sie in verschiedenen Speisen oder trocknet sie. Möchte man nur die Blütenköpfe verwenden, so zupft man diese mit den Stengeln ab.

Wirkstoffe:
Als Wirkstoffe des Gänseblümchens sind ätherische Öle, Gerb- und Bitterstoffe sowie Saponine bekannt, die stoffwechselanregend wirken. Es gilt als altes Hausmittel bei Husten, Bronchialerkrankungen und Bluthochdruck.

Anwendung:
Für eine Abkochung werden 1-2 TL Gänseblümchen-Blätter in 1 Tasse kaltem Wasser angesetzt. Nach kurzem

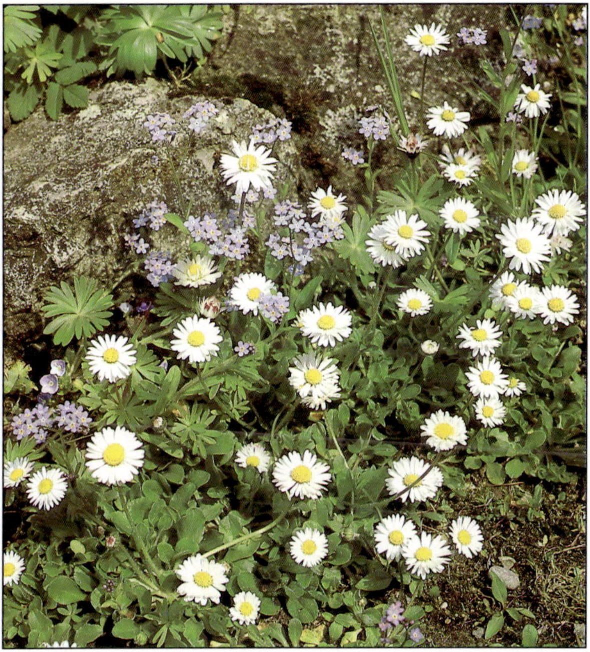

Aufkochen läßt man die Mischung ca. 10 Minuten lang ziehen. Nach dem Abseihen mit Honig süßen und bei Atemwegsbeschwerden 3 Tassen/Tag zwischen den Mahlzeiten langsam trinken. Für einen gehaltvollen Tee werden 15 g Blüten mit 3/4 l heißem Wasser überbrüht, zum Ziehen ca. 10 Minuten beiseite gestellt und anschließend abgeseiht. 2 Tassen/Tag helfen bei hohem Blutdruck.

Gänseblümchen-Kapern

Frisch gepflückte Gänseblümchen-Knospen (ohne Stiele) waschen, abtropfen lassen und für ca. 24 Stunden in stark konzentriertes Salzwasser legen. Abgießen, kurz abspülen und in vorbereitete Gläser füllen.
Mit einem kräftigen Obst- oder Kräuteressig übergießen, gut verschließen und 2-3 Wochen lang ziehen lassen.

Gänseblümchen-Salat

300 g frische, zarte Gänseblümchen-Blätter	Saft 1/2 Zitrone
1/4 Bund Radieschen	Pfeffer, Salz
2-3 EL Öl	1 hartgekochtes Ei
	1 EL geh. Petersilie

● Die Gänseblümchen-Blätter verlesen, die Radieschen putzen und beides gründlich waschen, dann gut abtropfen lassen.

● In einer Schüssel Öl mit Zitronensaft verrühren, Gänseblümchenblätter und feingeschnittene Radieschen dazugeben. Mit Salz und Pfeffer würzen, dann durchmischen.

● Das Ei kleinhacken, mit Petersilie vermischen und darüber verteilen. Sofort servieren.

Pikante Kräuterknödel

2 altbackene Semmeln	100 g gekochter Schinken
ca. 1/8 l heiße Milch	50 g Butter
60 g feingehackte Heilkräuter (z.B. Brennessel, Gänseblümchen-Blätter, Löwenzahn, Kresse)	2 Eier
	80 g Mehl
	Salz, weißer Pfeffer

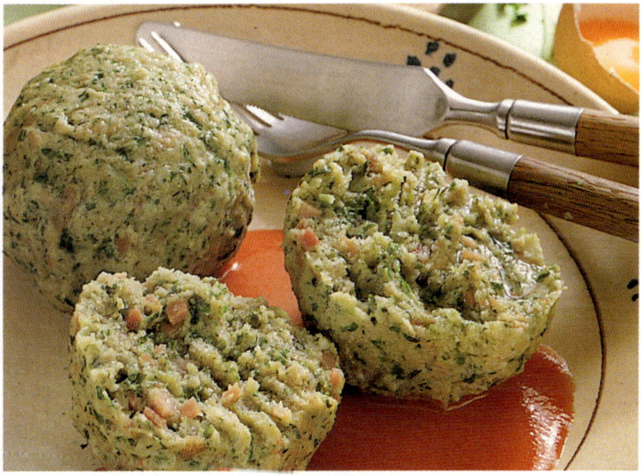

● Die Semmeln kleinschneiden, in eine Schüssel geben und mit der Milch begießen. Den Schinken sehr fein würfeln und zusammen mit den feingehackten Kräutern in der heißen Butter kurz andünsten, dann gut auskühlen lassen und zu den Semmeln geben. Eier, Mehl sowie Gewürze hinzufügen und alles zu einem geschmeidigen Teig verarbeiten. Bei Bedarf noch Mehl dazugeben.

● Zugedeckt etwa 30 Minuten lang rasten lassen.

● Anschließend mit feuchten Händen aus der Masse Knödel formen, diese in reichlich kochendes Salzwasser einlegen und auf niedriger Stufe in 20 Minuten garziehen lassen.

Beilage:
Paradeisersoße (Tomatensoße) oder braune Butter, Salat

Heckenrose/Hagebutte

Die überall an Weg- und Waldrändern, Gebüschen, Zäunen und Parkanlagen anzutreffende Heckenrose ist ein 1,5-3 m hoher Strauch mit dicken, stacheligen Stengeln und gesägten Blättern.

Im Mai/Juni trägt sie zarte, weißrosafarbene, süßlich duftende Blüten. Daraus bilden sich im Herbst länglich-ovale, rote Früchte, die als Hagebutten bekannt sind und am oberen Rand noch die Reste des Blütenkelchs tragen. Sie schmecken aromatisch säuerlich.

Man erntet sie am besten nach den ersten Herbstfrösten. Sie lassen sich frisch oder gefroren zu verschiedenen Gerichten verarbeiten. Zum Trocknen werden die Früchte zunächst verlesen, der Länge nach halbiert, von den Kernen befreit (evtl. separat sammeln), dann gewaschen und ausgebreitet.

Die sehr empfindlichen Blätter legt man am besten einzeln auf Küchenpapier und trocknet sie an einem schattigen, luftigen Ort. Neben den Blättern finden auch die Blüten zu Heilzwecken Verwendung.

Wirkstoffe:
Die Hagebutten weisen, neben Vitamin B und E einen besonders hohen Gehalt an Vitamin C sowie Provitamin A auf, darüber hinaus organische Säuren, ätherische Öle, reichlich Fruchtzucker und Gerbstoffe. Ihr gesundheitlicher Wert liegt in der schwach harntreibenden Wirkung und, wegen des hohen Vitamingehalts, in der Behandlung von Erkältungskrankheiten.

Die Gerbstoffe wirken bei Durchfall. Das aus getrockneten Hagebuttenkernen gewonnene Pulver bzw. der Kerntee ist ein altbewährtes Mittel gegen Nierensteine.

Anwendung:
Bei Durchfall hilft eine Abkochung. Hierzu gibt man ca. 10 getrocknete Früchte in 1/4l kaltes Wasser, dann aufkochen und 5 Minuten ziehen

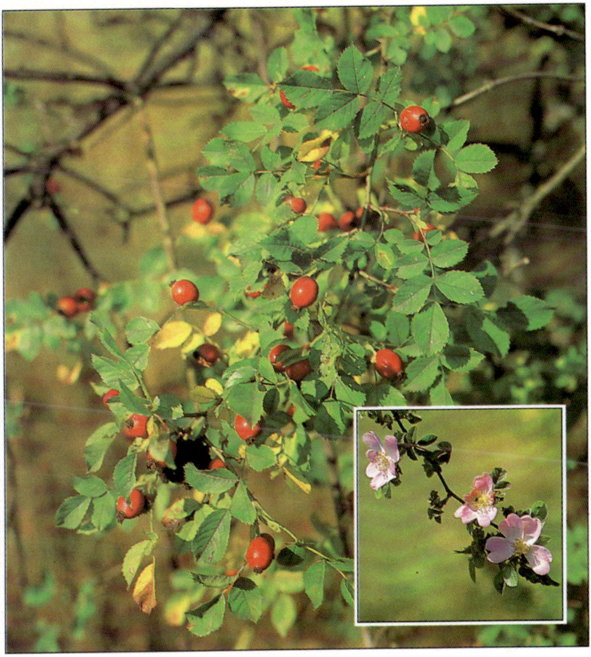

lassen, abseihen und 3-4 Tassen/Tag trinken. Für die Zubereitung eines Tees benötigt man ca. 10 g getrocknete Blüten und Blätter, übergießt diese mit 1/2 l heißem Wasser, läßt sie 5 Minuten ziehen. Dann abseihen und 2-3 mal täglich trinken. Im Gegensatz zu den Früchten hat der Tee eine leicht abführende Wirkung. Bei Nieren- oder Blasensteinen ist ein Kerntee empfehlenswert. Hierzu werden 3-4 TL Hagebuttenkerne mit 1/2 l Wasser für ca. 15 Stunden kalt angesetzt, danach für ca. 45 Minuten gekocht und anschließend filtriert. Den vanilleartig schmeckenden Tee reicht man 3-4 mal täglich zwischen den Mahlzeiten und trinkt ihn am besten lauwarm.

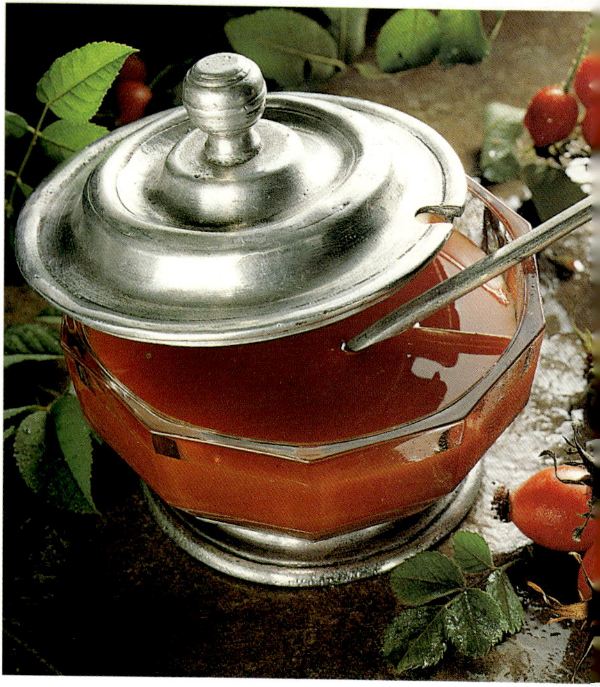

Hagebuttenmus
(Foto)

400 g frische Hagebutten
80 - 100 g Zucker
3 El Zitronensaft
1 halbe Stange Zimt

● Die Hagebutten verlesen, gründlich waschen, entstielen, halbieren und entkernen. Mit den übrigen Zutaten in einen größeren Topf geben und unter Zugabe von etwas Wasser weichkochen.

● Durch ein Metallsieb passieren, nochmals kurz erhitzen und anschließend in gut schließende Gläser füllen. Kühl aufbewahren.

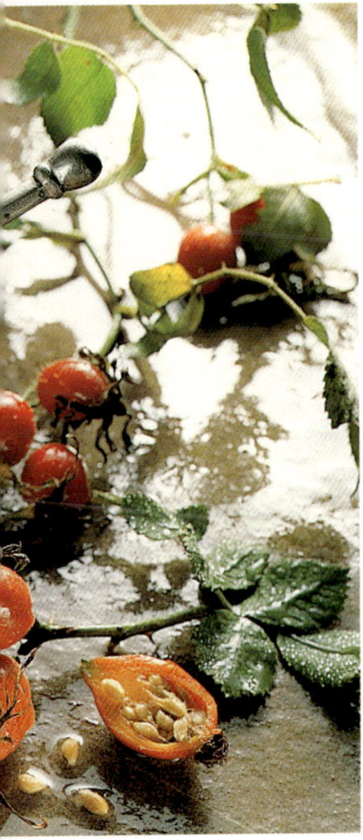

Hagebutten-Suppe

200 g Hagebutten-Mark
100 g Apfelmus
1/4 l trockener Weißwein
1/8 l Wasser
2 EL Zucker
1 Msp. gem. Zimt
etwas Stärkemehl
etwas süßer Rahm (Sahne)

● Das Hagebutten-Mark mit Apfelmus verrühren, Wein, mit Wasser gemischt, erwärmen und Zucker sowie Zimt dazugeben. Speisestärke mit etwas Wasser glattrühren, hinzufügen und die Suppe unter kurzem Ankochen damit binden. Warm servieren.

Hagebuttenlikör

1 kg frische, reife Hagebutten
300 g Zucker
1/2 Zimtstange, 4 Nelken
abgeriebene Schale je 1/2 Zitrone und Orange
1,5 l guter Weinbrand oder Cognac

● Von den frischen Hagebutten die Stengel sowie Spitzen abschneiden. Dann die Früchte in eine große Schüssel aus Glas oder Porzellan geben. Den braunen Zucker darüberstreuen, gut untermischen und die Schüssel über Nacht an einem kühlen Ort durchziehen lassen.

● Am nächsten Tag die Mischung vorsichtig in eine bauchige Flasche oder ein größeres, gut verschließbares Gefäß füllen.

● Nelken, kleingebrochenen Zimt sowie die abgeriebenen Zitronen- und Orangenschalen dazugeben. Mit dem Weinbrand oder Cognac aufgießen.

● Im Anschluß daran die gut verschlossene Flasche an einem hellen Ort etwa 2 - 2 1/2 Monate lang stehen lassen.

● Anschließend den Likör durch ein mit einem sauberen Mulltuch ausgelegtes Sieb gießen. Mit Hilfe des Tuches noch die restliche Flüssigkeit ausdrücken. Dann den Ansatz in vorbereitete Flaschen oder Karaffen umfüllen und nochmals 4 Wochen lang an einem kühlen, dunklen Ort ruhen lassen.

Holunder (Holler, Holder)

Der Holunder wächst bis zu 7m hoch und ist in allen Gebieten Europas zu finden. Er gedeiht in Wäldern, an Hecken, Wegen oder Ufern auf nährstoffhaltigen Ton- oder Lehmböden. Seine Blätter sind leicht gesägt und oft etwas rötlich angehaucht. Im Juni/Juli blüht er mit großen, gelblich-weißen Blüten, aus denen dann im Herbst die schwarz glänzenden Beeren entstehen. Sie schmecken fruchtig herb und sind besonders aromatisch. Zur Vorratshaltung werden die abgeschnittenen Blütendolden vorsichtig und locker auf einem großen Tablett, das mit Küchenpapier ausgelegt wurde, ausgebreitet. Sie sollen möglichst rasch an einem luftigen, warmen Ort trocknen. Danach in Dosen oder dunkle Gläser geben. Holunderbeeren verwendet man frisch oder friert sie ein. Sie dürfen nicht roh verzehrt werden.

Wirkstoffe:

Als Heilmittel ist der Holunder alt bekannt und bewährt. Der Blütentee, auch „Fliedertee“ genannt,

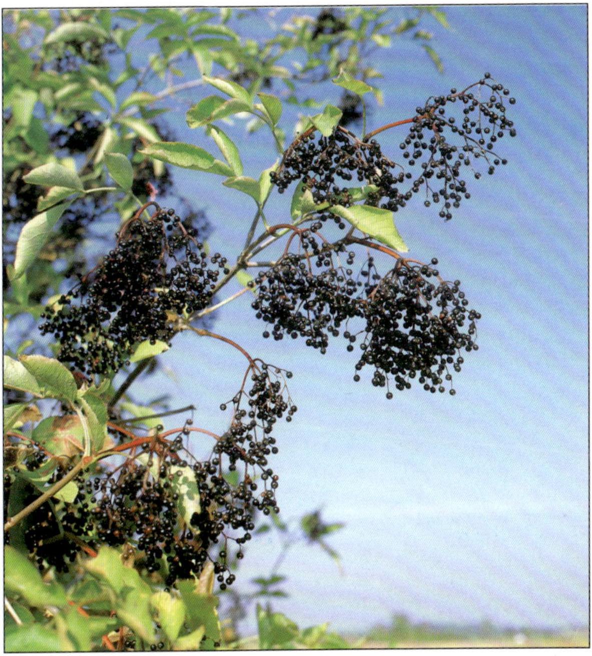

wird aufgrund seiner schweißtreibenden Wirkung vor allem zur Abwehrsteigerung bei Schnupfen, Erkältung oder Grippe empfohlen. Die im Holunder enthaltenen Gerbstoffe, Harze, ätherischen Öle, Glykoside, Saponine sowie Vitamine und Mineralstoffe machen ihn besonders wertvoll. Die Blätter - am besten von Juni bis September gesammelt - empfehlen sich wegen ihrer harntreibenden Wirkung bei Blasen- und Nierenerkrankungen. Die Beeren gibt man bei Bronchialerkrankungen, Halsschmerzen, Husten bzw. Rachenkatarrh. Der hohe Vitamin B-Gehalt der Beeren wirkt heilend bei verschiedenen Nervenschmerzen (z.B. Ischias, Migräne etc.).

Anwendung:
Für einen Schwitz-Tee überbrüht man ca. 20 g getrocknete Blüten mit 1 l kaltem Wasser, läßt die Mischung ca. 10 Minuten ziehen, dann wird sie abgeseiht. Der Tee ist 3 mal täglich, möglichst heiß, in kleinen Schlucken zu trinken. Lauwarm läßt er sich zum Gurgeln bei Rachenentzündungen verwenden. Bewährt bei Gicht oder Rheuma hat sich der Holunderblüten-Essig. Hierzu gibt man 75 g Blüten in 1/2 l Weinessig, läßt die Mischung 2-3 Wochen gut verschlossen bei Zimmertemperatur ziehen und filtriert sie danach. Täglich werden 2-3 El eingenommen.
Für die Herstellung von Saft, Mus, Gelee oder anderer Rezepte sollten die frischen Beeren stets erst gewaschen, dann leicht gekocht und schließlich weiterverarbeitet werden.

„Hollerschmarrn"

100 g leicht gedünstete Hollerbeeren (Holunderbeeren)	3 Eidotter (Eigelb)
150 g Mehl	3 Eiklar (Eiweiß)
1 Prise Salz	etwas Zitronensaft
1 El Staubzucker (Puderzucker)	1/8 l Milch
1 Pa. Vanillezucker	40 g gem. Mandeln
abgeriebene Schale 1/2 unbehandelten Zitrone	50-60 g Butter oder Butterschmalz zum Ausbacken
	Staubzucker (Puderzucker) zum Bestreuen

- Die Hollerbeeren kurz kalt abspülen, auf ein Sieb geben und gut abtropfen lassen.
- Das Mehl in eine Rührschüssel sieben, Salz, Staubzucker, Vanillezucker, abgeriebene Zitronenschale, Eidotter und Milch dazugeben. Mit dem Elektroquirl zu einem leicht flüssigen Teig verarbeiten und 20-30 Minuten rasten lassen.

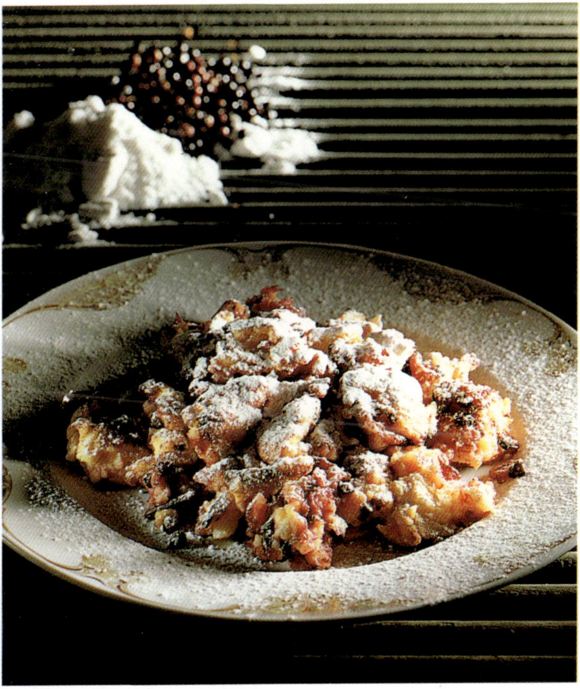

● Eiklar mit Zitronensaft steif schlagen, nach Belieben gemahlene Mandeln hinzufügen. Den Eischnee vorsichtig unter den Teig heben.

● In einer größeren Pfanne Butter oder Butterschmalz erhitzen. Den Teig hineingeben, darauf die Hollerbeeren verteilen, zudecken und auf einer Seite goldgelb backen. Wenden, mit einer Gabel in Stücke teilen und unter weiterem Umrühren fertigbacken.

● Mit reichlich Staubzucker bestreut, heiß servieren.

Holundersaft

1 kg frische Holunderbeeren

1/4 l Wasser

250 g Zucker, Saft 1/2 Zitrone

1 Prise Zimt

● Die frischen Beeren entstielen, gründlich waschen, abtropfen lassen, dann kurz in etwas Wasser andünsten und durch ein Sieb passieren. Den abgesetzten Saft mit Zucker, Zitronensaft, sowie Zimt einige Minuten unter ständigem Rühren kochen lassen, dabei abschäumen.

● Noch heiß, in vorbereitete, kleine Flaschen abfüllen und verschließen oder portionsweise einfrieren. Größere Mengen im Dampfentsafter herstellen.

Tip:
4 cl Holundersaft, mit 1/2 l Milch und etwas Vanillezucker gemixt, ergeben einen erfrischenden Milchshake.

Holunderpunsch

3/4 l Holundersaft

1/4 l schwarzerTee

abgeriebene Schale 1 unbehandelten Zitrone

2 Gewürznelken

1 Stange Zimt

etwas Zucker und Vanillezucker

● Den Holundersaft mit den Nelken, der abgeriebenen Zitrone, Zimt, Zucker und Vanillezucker aufkochen, etwas durchziehen lassen, dann filtern.

● Mit dem heißen Tee mischen und nach Belieben süßen.

Tip:
Anstelle des Tees können Sie auch einen lieblichen Rotwein verwenden.

Holundersuppe (Fliederbeerensuppe)

500 g reife Holunderbeeren	abgeriebene Schale 1/2 unbehandelten Zitrone
1 1/2 l Wasser	etwas Zitronensaft
ca. 175 g Äpfel	30 g Stärkemehl
ca. 175 g Birnen	1 Prise Salz
80-100 g Zucker	1 Semmel
1/4 Stange Zimt	etwas Butter
2-3 Nelken nach Belieben	1-2 EL süße Sahne

● Die Holunderbeeren von den Stielen abstreifen, gründlich waschen und gut abtropfen lassen. Mit dem Wasser in einen Topf geben und in ca. 20 - 30 Minuten weichkochen. Durch ein Sieb passieren, dabei die Flüssigkeit auffangen.

● Äpfel und Birnen schälen, halbieren, vom Kerngehäuse befreien und kleinschneiden. Mit dem Holundersaft, Zucker, Zimt, evtl. Nelken und der abgeriebenen Zitronenschale sowie dem Zitronensaft ca. 10 Minuten kochen lassen, dabei mehrfach umrühren.

● Mit in kaltem Wasser angerührtem Stärkemehl die Suppe binden, nochmals kurz aufkochen lassen, dann salzen und die Zimtstange herausnehmen.

● Die Semmel in feine Streifen schneiden und in Butter goldgelb rösten, auf die fertige Suppe geben und diese noch mit etwas Sahne verfeinern

Tips:
Ein Schuß lieblicher Rotwein gibt der Suppe ein besonderes Aroma.
Sie läßt sich, aus Saft zubereitet, im Winter heiß und im Sommer am besten kalt servieren.

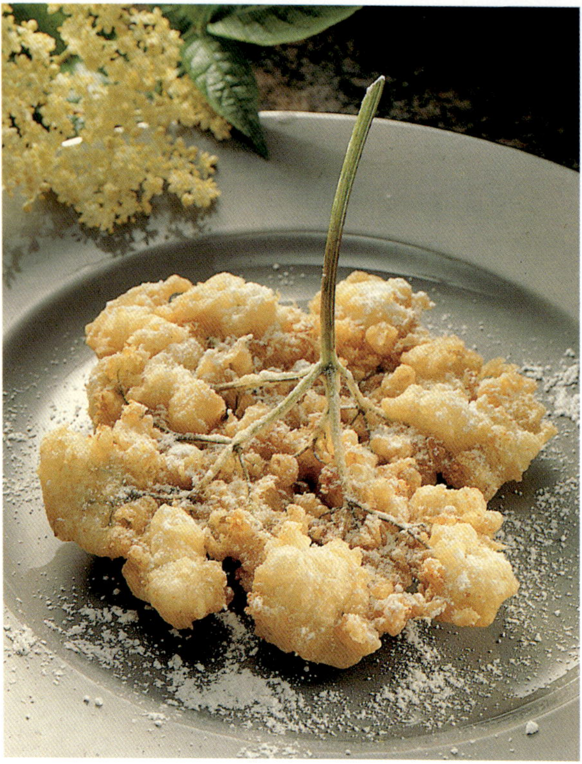

„Hollerkücherl"

12 frisch gepflückte Hollerblüten (Holunderblüten)	2 TL Öl
200 g Mehl	1 Prise Salz
2-3 Eier	Zucker
1/8 l Milch	Fett zum Ausbacken
3 EL Rum	Staubzucker (Puderzucker) zum Bestreuen

● Die Hollerblüten mit einem etwa 15 cm langen Stengel abschneiden, dann kurz kalt abspülen und gut ausschütteln.

● Mehl, Eier, Milch, Rum, Öl sowie Salz zu einem dickflüssigen Teig verrühren und mindestens 30 Min. lang stehen lassen.

● Das Ausbackfett erhitzen. Die Blütendolden am Stiel anfassen, einzeln in den Teig eintauchen und hellgelb ausbacken.

● Mit Staubzucker bestreuen und heiß servieren.

„Hollersekt“ (Holunderblüten-Sekt)

10 große, frische Holler (Holunder) -Blüten	4 unbehandelte Zitronen
1 kg Zucker	1/4 l bester Weinessig
	ca. 6 l Wasser

● Die frischen Hollerblüten ausschütteln, auf ein Sieb geben, in kaltes Wasser eintauchen und gut abtropfen lassen. Anschließend mit den Blüten nach unten, auf Küchenpapier ausgebreitet, trocknen lassen.

● In ein ca. 10 l fassendes Glas- oder Steingutgefäß lagenweise die Blüten mit dem Zucker einschichten.

● Die Zitronen waschen, in sehr dünne Scheiben schneiden und auf die Mischung legen.

● 2 - 3 Stunden lang mit einem Tuch bedeckt durchziehen lassen, dann mit Essig sowie Wasser begießen. Einmal kräftig durchrühren.

● Das abgedeckte Gefäß gut zubinden und an einen warmen, sonnigen Platz stellen. Nach ca. 2 Tagen setzt der Gärungsprozeß ein, etwa 24 Stunden später durch ein feines Sieb gießen und in saubere Flaschen abfüllen. Diese gut verschließen oder besser verkorken und - wie bei einem richtigen Sekt - mit Draht fest sichern.

● Nach ca. 8-10 Tagen kann dieser „Sekt“ zum ersten Mal, am besten gut gekühlt, gekostet werden.

Holler (Holunder)-Beerenlikör

600 g vollreife Holler (Holunder)-Beeren	Zuckerlösung aus 350 g feinem Zucker, 1/8 l Wasser und 1 Prise Zitronensäure
1 Vanillestange	
0,7 l Obstler oder Korn	

● Die Holler (Holunder)-Beeren gründlich waschen, gut trockentupfen und vorsichtig von den Stielen streifen.

● Eine vorbereitete Literflasche etwa zur Hälfte mit den Beeren füllen, die aufgeschlitzte Vanillestange hineingeben und mit Obstler oder Korn auffüllen.

● An einem warmen, sonnigen Platz etwa 4 - 6 Wochen lang reifen lassen, dabei gelegentlich schütteln, dann abfiltern.

● Aus Zucker, Wasser und Zitronensäure die Zuckerlösung herstellen. Hierzu Wasser und Zucker unter beständigem Rühren aufkochen. In heißem Wasser gelöste Zitronensäure dazugeben und die Mischung bei schwacher Hitze ca. 10 Minuten kochen lassen, dabei eventuell den sich bildenden Schaum vorsichtig abheben. Die Lösung nach dem Abkühlen filtern und mit dem Beeren-Ansatz mischen.

● Erneut abfüllen und vor dem ersten Genuß weitere 2 Wochen lang stehen lassen.

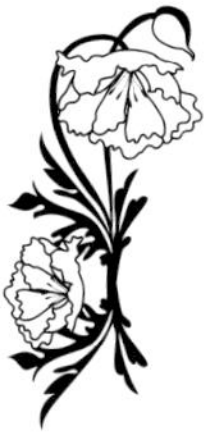

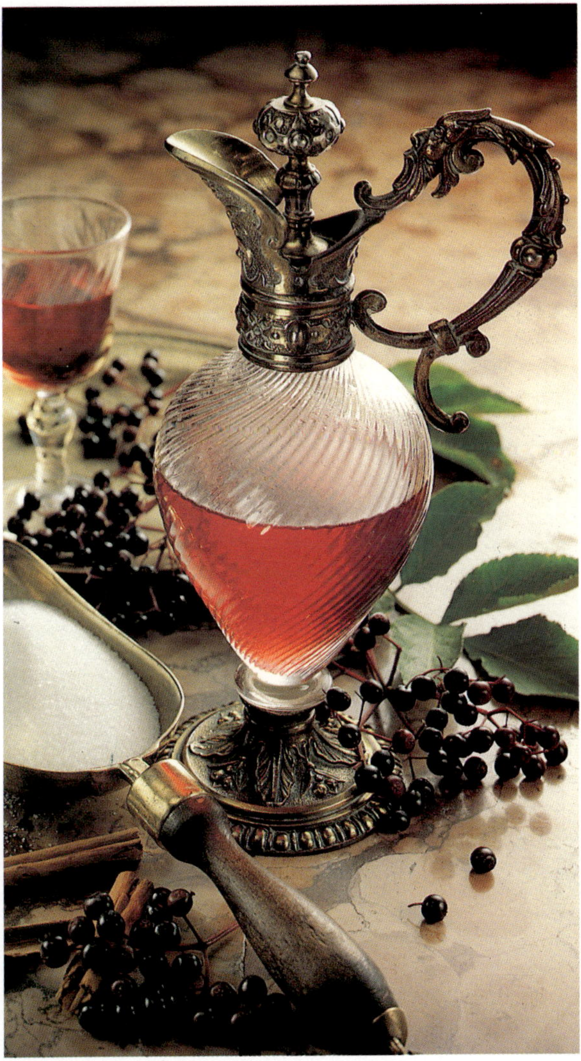

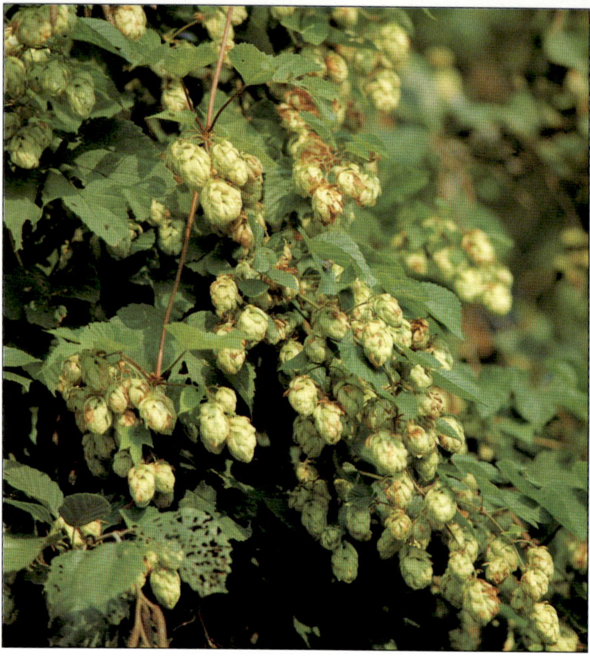

Hopfen

Der Hopfen ist eine Rankpflanze, deren weibliche Früchte (Zapfen) hauptsächlich zur Bierherstellung verwendet werden. Sie schmecken besonders würzig und leicht bitter.

Die beste Sammelzeit ist September/Oktober. Zum Aufbewahren werden die Zapfen am besten auf einem Tablett ausgebreitet und getrocknet, anschließend nach Belieben von Hand zerrieben und nachgetrocknet. Aufbewahrt werden Sie in dunklen Gläsern. Hopfenzapfen sind auch ganzjährig in Kräuter- Fachgeschäften erhältlich.

Wirkstoffe:
Der Hopfen wirkt vor allem bei Nervosität, Schlaflosigkeit aufgrund innerer Unruhe und übermäßigem Schwitzen, das seelisch-nervöse Ursachen hat. Seine harzförmigen Bitterstoffe, ätherischen Öle und Flavone wirken aber auch appetitanregend und harntreibend. Äußerlich angewandt, nützt man die heilende Wirkung des Hopfens bei Geschwüren und anderen Hautwunden.

Anwendung:
Teezubereitung: 20 g Hopfenzapfen mit 1/2 l kochendem Wasser übergießen, 8 - 10 Minuten ziehen lassen und abseihen. 1 Tasse, am Abend getrunken, hat eine schlaffördernde Wirkung. Mit Baldrian gemischt, läßt sie sich noch verstärken. Zur Appetitanregung empfiehlt sich 1/2 Tasse vor dem Essen. Äußerlich, in Form von Umschlägen angewandt, hilft der Tee bei Wunden und Hautausschlägen. Für eine Tinktur übergießt man 1/5 Hopfenzapfen mit 4/5 Alkohol (70 Vol.%) und läßt die Mischung etwa 4 Wochen lang an einem kühlen Ort stehen, dann filtrieren und umfüllen.

Hopfenkissen

Dichter Baumwollstoff, ca. 30 x 30 cm groß
60 - 80 g getr. Hopfenblüten
20 g getr. Lindenblüten
15 g getr. Baldrianblätter

- Aus den Baumwollstoffen kleineres Kissen nähen und lose mit den verschiedenen Kräutern füllen.
- Nachts, in Kopfnähe, auf das Bett legen.

Die schlaffördernde Wirkung des Hopfens, basierend auf seinem Inhaltsstoff Lupulin, ist bekannt. Das Hopfenkissen mit seinen nervenberuhigenden Kräutern sorgt daher für eine wohltuende Entspannung.

Hopfen-Haarwasser

15 Tropfen Hopfen-Tinktur	
1/2 l Rosenwasser	
75 ml Alkohol (50 Vol.%)	

● Die Hopfen-Tinktur mit Rosenwasser und Alkohol verrühren. In eine gut schließende Flasche füllen und als Haarwasser morgens sowie abends in die Kopfhaut massieren.

Johanniskraut

Das bis zu einem Meter hoch wachsende Johanniskraut findet man in vielen Gebieten Europas auf eher trockenen Böden, in lichten Wäldern und felsigen Gegenden. Oft liegt der Fundort in der Nähe eines Brombeergebüschs. Die Pflanze blüht etwa vom Johannistag - 24. Juni - an bis in den September hinein. Am besten sammelt man Ende Juni die leuchtend gelb blühenden Zweigspitzen mit den frischen Blättchen. Man hängt sie zum Trocknen an einem schattigen, luftigen Ort auf und zerreibt später von Hand Blüten sowie Blätter. Zum Aufbewahren gibt man das Kraut am besten in dunkle Gläser oder Dosen.

Wirkstoffe:
Das Johanniskraut enthält ätherische Öle, Harze, Gerbstoffe, Pektinsäure und Flavone. Der in den Blüten vorhandene rote Farbstoff Hypericin ist fettlöslich. Der aus Blüten und Blättern angefertigte Tee gilt als eines der ältesten und besten Nervenmittel. Er regt das gesamte Nervensystem an, wirkt jedoch eher beruhigend, vor allem bei Schlafstörungen. Darüberhinaus wirkt er entzündungshemmend und wundheilend. Aus den Blüten wird - in Verbindung mit Öl - ein altbewährtes Einreibemittel gewonnen, welches zur Behandlung von Verstauchungen, Blutergüssen, Sonnen-

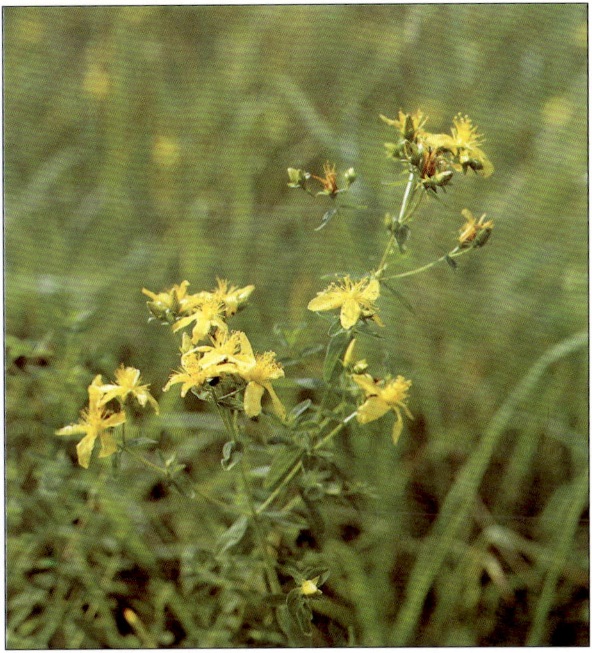

brand, Ischias, Muskelschmerz und schlecht heilenden Wunden eingesetzt wird. Das in der Blüte enthaltene Hypericin kann die Haut überempfindlich gegen Sonnenlicht werden lassen. Daher sind ausgiebige Sonnenbäder oder UV-Behandlungen (z.B. in Solarien) in der Zeit der Anwendung am besten zu vermeiden.

Anwendung:

2 TL Johanniskraut mit 1/4 l kaltem Wasser mischen, einmal aufkochen, kurz ziehen lassen und abseihen. So erhält man einen gut trinkbaren Tee, der 2 mal täglich (morgens, abends) eingenommen, bei nervösen Störungen vieler Art hilft. Für feuchte Umschläge zur Wundbehandlung verwendet man 1 gehäuften EL / 1/4 l Wasser. Die Auflagen können 3 - 5 mal täglich erneuert werden.

Johanniskraut-Öl

In eine weithalsige, helle Flasche werden ca. 75 g sorgfältig gesammelte, leicht zerdrückte Blüten und etwa 25 g junge Blätter gegeben. Darüber gießt man eine Mischung aus 1/5 Leinöl und 4/5 Weizenkeimöl (gesamt 0,7 l). Nach dem Mischen läßt man die Flasche, mit Küchenpapier abgedeckt, erst 4 - 5 Tage an einem warmen, sonnigen Platz stehen. Dann erst wird sie verschlossen und bleibt etwa 4 - 6 Wochen dem Licht ausgesetzt, bis das Öl eine rötliche Färbung angenommen hat.

Ein gelegentliches Schütteln hilft, den Vorgang zu unterstützen.

Anschließend den gesamten Flascheninhalt durch ein grobes Leinentuch abseihen und in kleineren, möglichst dunklen Flaschen aufbewahren. Das Johanniskraut-Öl sollte 3 - 5 mal/Tag als Einreibemittel verwendet werden.

Kamille

Die wohl allgemein bekannteste Heilpflanze ist eines unserer bewährtesten und vielseitigsten Naturheilmittel. Es gibt verschiedene Arten. In der Heilkunde verwendet man bevorzugt die „Echte Kamille“, die man daran erkennt, daß nach dem Aufblühen die weißen Blütenblätter nach unten zeigen, der gelbe Pollenkopf sich jedoch nach oben wölbt. Beim Zerreiben einiger Blüten entsteht der angenehme Kamillenduft. Ein Verwechseln mit der äußerlich ähnlichen „Hundskamille“, die jedoch keine Wirkstoffe enthält, ist somit ausgeschlossen. Etwa Ende Mai bis Mitte Juli ist die beste Zeit, die duftenden Blütenköpfe zu sammeln. Die Pflanze findet man auf Feldern, Wiesen, an Wegen und Rainen. Die Blüten werden am besten auf einem mit Küchenpapier ausgelegten Tablett ausgebreitet und im Schatten getrocknet.

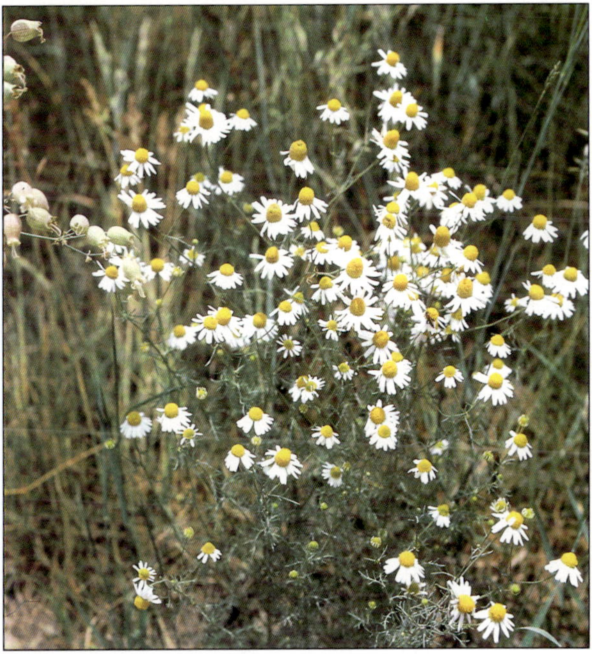

Dabei fallen die weißen Blätter ab. Die innen hohlen, gelben Pollenköpfe enthalten die heilenden Wirkstoffe. Getrocknet bewahrt man die Kamille am besten in einer Blechdose oder in dunklen Gläsern auf.

Wirkstoffe:
Wirksam ist vor allem das ätherische Öl der Kamille, daneben Glykoside, Salicylsäure, Flavone, Bitterstoffe und Harze. Innerlich angewandt, hilft die Kamille bei Magenbeschwerden, Durchfall, Krämpfen, Blasenkatarrh, Gallenblasen- und Schleimhautentzündungen. Vor allem ihre krampflösende, entzündungshemmende und blähungswidrige Wirkung ist geschätzt. Äußerlich angewandt hilft sie bei verschiedenen entzündlichen Vorgängen und unterstützt

die Wundheilung vor allem bei Ausschlägen, Ekzemen, sowie Geschwüren. Gesichtsdämpfe werden ergänzend bei Schnupfen, Heiserkeit, Bronchialerkrankungen und Husten eingesetzt.

Anwendung:
Für die Teezubereitung werden 1 - 2 TL Kamillenblüten mit 1/4 l kochendem Wasser überbrüht.
10 Min. zugedeckt ziehen lassen, dann abseihen und warm trinken oder als Gurgelmittel - evtl. mit Salbei gemischt - bei Halsentzündungen verwenden bzw. für Mundspülungen bis zu 6 mal täglich einsetzten. Äußerlich ist der Aufguß für Umschläge und Kompressen einsetzbar. Zum Gesichtsdampf und zur Inhalation gibt man 2 EL Kamillenblüten auf 1 l kochendes Wasser. 100 g auf 2 l Wasser werden für einen Badezusatz gebraucht, um ihn dann unter das warme Vollbad zu geben.

Kamillen - Wein

- 0,7 l trockener Weißwein
- je 5 g Schafgarbe und Wermut nach Belieben
- 25 g getrocknete Kamille
- Staubzucker (Puderzucker) oder Traubenzucker nach Belieben

● Die Kamillenblüten in eine weithalsige Flasche geben, nach Belieben Schafgarbe und Wermut hinzufügen und mit Wein auffüllen, gut durchmischen.

● Fest verschlossen ca. 4 Wochen lang an einem kühlen Ort stehen lassen, dann abseihen und umfüllen.

● Nach Geschmack mit Puder- oder Traubenzucker süßen. Täglich 1 Glas vor oder nach der Hauptmahlzeit getrunken, unterstützt der Kamillenwein die Verdauungsfunktionen.

Kamillen-Sekt-Gelee

4 - 5 EL Kamillenblüten

4 - 5 EL Weingeist (90 Vol.%)

3/4 l Sekt

1/8 l Zitronensaft

700 g Gelierzucker

4 cl Birnengeist

Geliermittel bei Bedarf

● Die Kamillenblüten in einen großen Kochtopf geben, mit Weingeist beträufeln und 30 - 40 Minuten durchziehen lassen. Nacheinander Sekt, Zitronensaft und Gelierzucker dazugeben. Unter beständigem Rühren aufkochen, anschließend 10 - 15 Minuten auf niedriger Stufe ziehen lassen.

● Den Birnengeist hinzufügen und bei Bedarf das Geliermittel unterrühren, danach nochmals kurz erhitzen.

● In heiß ausgespülte Einmachgläser füllen, gut verschließen und kühl lagern.

Kamillen-Handcreme

75 g Vaseline

15 g Kakaobutter

1 TL Lanolinanhydrid (aus der Apotheke)

6 Tropfen Kamillenöl

● Die Vaseline in einem kleineren Gefäß im Wasserbad zunächst schmelzen, dann Kakaobutter sowie Lanolin hineingeben und bei ca. 70 °C erweichen,

● Anschließend mit Hilfe eines Schneebesens gut durchrühren, leicht auskühlen lassen, dann das Kamillenöl zugeben und untermischen. Abkühlen lassen.

Linde

Die Linde ist ein sommergrüner Baum, der bis zu 30 m hoch wächst und eine weit ausladende, kugelförmige Krone aufweist. Man findet sie in vielen Laubwäldern, Parkanlagen und auf Viehweiden.
Die Blüten der Sommerlinde sind seit uralten Zeiten als ausgezeichnetes Mittel gegen Fieber bekannt. Man erntet sie Ende Mai bis Ende Juni, spätestens jedoch 4 Tage nach dem Aufblühen.

Da sie einen hohen Gehalt an ätherischen Ölen aufweisen, dürfen sie nicht im Backofen sondern besser an einem luftigen, schattigen Platz schnell getrocknet werden. Kleingeschnitten gibt man sie dann in dichtschließende Behälter.

Wirkstoffe:
Die Lindenblüten enthalten ätherische Öle, Gerbstoffe, Schleime, schweißtreibende Glykoside und etwas Saponin. Außer der stark zum Schwitzen anregenden Wirkung bewirken die Inhaltsstoffe der Blüten eine Anhebung der allgemeinen Abwehrkräfte.

Anwendung:
Für den gehaltvollen Schwitztee werden 2 gehäufte Teelöffel mit 1/4 l kochend heißem Wasser überbrüht. 10 Minuten zugedeckt ziehen lassen, dann abseihen, evtl. süßen und so heiß als möglich trinken. 6 EL, auf 1 l heißes Wasser angesetzt, läßt man ebenfalls ca. 10 Minuten ziehen und fügt den gesiebten Aufguß einem wohltuenden Erkältungsbad hinzu.

Lindenblüten - Apfelgelee

200 g frische, gerade aufgegangene Lindenblüten
3/4 l Apfelsaft
1 kg Gelierzucker
etwas Zitronensaft

● Die Lindenblüten gut ausschütteln, kurz in kaltes Wasser eintauchen, dann in eine weite Porzellan - oder Glasschüssel geben und mit so viel Apfelsaft übergießen, daß die

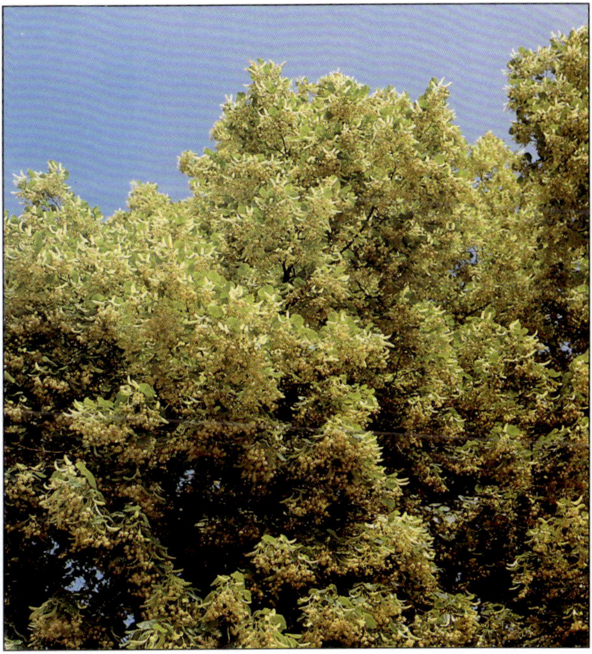

Stielenden nicht bedeckt sind.

● Gut verschlossen etwa 1 Tag lang durchziehen lassen, dann durchsieben und den Saft mit Gelierzucker mischen.

● Langsam erhitzen, evtl. abschäumen, dann ca. 5 - 6 Minuten sprudelnd kochen lassen. Noch heiß, in vorbereitete Schraubgläser füllen und verschließen.

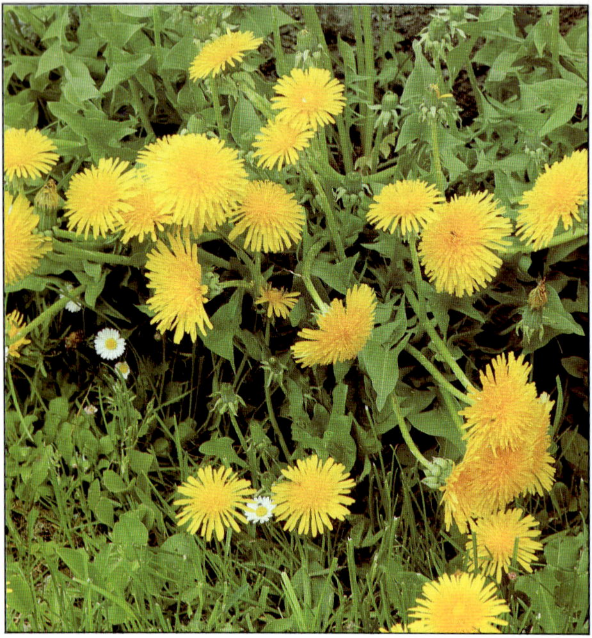

Löwenzahn

Der weit verbreitet wachsende, nahezu überall zu findende Löwenzahn gedeiht auf Wiesen, Feldern, in lichten Wäldern, an Böschungen und auf Rasenflächen. Unverkennbar sind seine langen, tiefgezahnten Blätter, die an seinem bis zu 30 cm hohen, hohlen und mit leicht giftigem Milchsaft gefülltem Stengel sitzen.

Die Hauptblütezeit erstreckt sich von Ende April bis Anfang Juni. Die jungen Blätter werden am besten vorher, d.h. Mitte/Ende März gesammelt. Ihr Geschmack ist mild-bitter bis herb. Die sattgelben Blüten sind verschiedenartig verwendbar. So auch die Wurzeln, die am besten im Herbst ausgestochen werden. Für den

Winter trocknet man Blätter oder Wurzeln und bewahrt sie getrennt in gut verschließbaren Dosen auf.

Wirkstoffe:
Der Löwenzahn ist reich an verschiedenen Wirkstoffen. Die Blätter enthalten Provitamin A, so daß bereits 30 g ausreichen, um den Tagesbedarf zu decken. Daneben kommen Vitamin C, B-Vitamine, Kalium und Phosphor vor. Weiterhin Mineralstoffe, ätherische Öle, Bitter- und Schleimstoffe. Der Löwenzahn ist ein Stoffwechsel - Heilkraut, welches insbesondere bei Rheuma, Arthritis und Gicht entschlackend wirkt. Er steigert die Sekretion der Verdauungsorgane wie Leber oder Galle, wirkt harntreibend und stärkt somit das Bindegewebe. Gleichfalls positiv ist seine Wirkung bei Appetitlosigkeit.

Anwendung:
Aus den getrockneten Blättern und Wurzeln bereitet man einen gehaltvollen Tee , in den 2 TL auf 1/4 l kaltes Wasser gegeben werden. Nach dem Aufkochen 20 Min. ziehen lassen, dann abseihen und 2 - 3 mal täglich 1 Tasse vor den Mahlzeiten trinken. Gleichsam wirkungsvoll ist ein mit Wasser verdünnter Preßsaft, der sich am besten im Frühjahr aus den frisch gepflückten Blättern herstellen läßt. 1 - 2 EL/Glas, über 4 - 6 Wochen, morgens sowie mittags genommen, sind eine hervorragende Bindegewebe-Entschlackungskur.

Löwenzahn - Honig

100 g frische, gerade aufgegangene Löwenzahn-Blüten	1 Zimtstange
1 - 2 Nelken	etwas Zitronensaft
	500 g Honig

● Die Löwenzahn-Blüten kurz kalt abwaschen, gut abtropfen und mit Küchenpapier trockentupfen. Von den grünen Hüllblättchen befreien, da diese bitter

schmecken.
● Die Blüten in eine Glasschüssel geben, Nelken, durchgebrochenen Zimt, Zitronensaft und Honig darübergeben.
● An einem warmen Platz ca. 2 - 3 Wochen lang zugedeckt stehen lassen, dann durch ein Sieb abfiltern und in ein sauberes Schraubglas umfüllen.

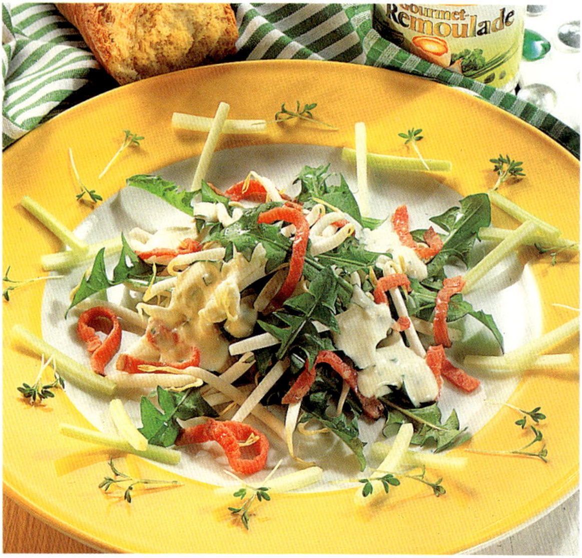

Löwenzahn - Sprossensalat

200 g frisch gepflückte Löwenzahnblätter	4 EL Remouladen-Soße
100 g Sojabohnen-Sprossen	2 EL Sahne-Meerrettich
100 g Staudensellerie	4 EL Orangensaft
1 Päckchen Kresse	1 Prise Salz, etwas Pfeffer
1 Zwiebel	200 g geräuchertes, vorgegartes Kasseler oder gekochter Schinken

● Die Löwenzahnblätter gründlich putzen und waschen. Sprossen, Staudensellerie und Kresse ebenfalls waschen und mit Küchenpapier trockentupfen. Den Staudensellerie in sehr feine Streifen schneiden. Die Zwiebel schälen und fein hacken.

● Aus Remoulade, Sahne-Meerrettich, Orangensaft, Gewürzen sowie Zwiebel eine Salatsoße anrühren und abschmecken.

● Die verschiedenen Gemüsezutaten auf Desserttellern anrichten, das Dressing darübergeben und mit in feinen Streifen geschnittenem Kasseler oder gekochtem Schinken garnieren. Sofort servieren.

Löwenzahn - Blütengelee

250 g frische, gerade aufgegangene Löwenzahn-Blüten

1 l Wasser

1 kg Gelierzucker

1 Pa. Vanillezucker

Saft und abgeriebene Schale 1 unbeh. Zitrone

● Die Löwenzahn-Blüten unter fließendem kaltem Wasser gründlich abwaschen, und gut abtropfen lassen, evtl. mit Küchenpapier leicht trockentupfen.
Nur die gelben Blättchen abzupfen oder abschneiden und mit dem Wasser aufkochen, dann ca. 10 Minuten auf niedriger Stufe ziehen und über Nacht abkühlen lassen.

● Den Saft durch ein sauberes Mulltuch abseihen, mit Zitronensaft sowie -schale, Gelier- und Vanillezucker mischen.

● Langsam erhitzen, dann ca. 5 - 8 Minuten lang sprudelnd durchkochen und dabei gut umrühren.

● Das Blütengelee, noch heiß, in vorbereitete Schraubgläser füllen und verschließen.

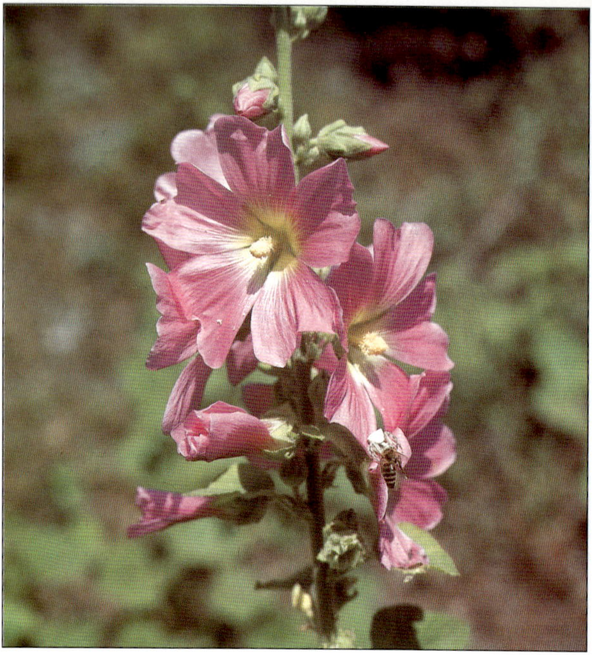

Malve

Die Malve ist eine bis zu 80 cm hoch wachsende, im gesamten Europa heimische Pflanze mit rötlichen Stengeln und hellgrünen, am Rand gekerbten Blättern.
Die rundlichen, leicht behaarten, rosavioletten Blüten zeigen sich von Juni bis September.
Gesammelt werden beide Pflanzenteile am besten an warmen, sonnigen Tagen. Anschließend auf einem Leinentuch ausbreiten und im Schatten trocknen, dann mischen und luftdicht verschlossen aufbewahren oder frisch verwenden.

Die Malve gedeiht vornehmlich an trockenen Feld-, Weg- und Zaunrändern, auf Weiden, an

Böschungen oder an anderen, hellen Plätzen.

Wirkstoffe:
Als Wirkstoffe der Malve sind reichlich Schleimstoffe, ätherische Öle und Gerbstoffe bekannt.

Sie bewährt sich - innerlich angewandt - bei Heiserkeit, Husten, Halsschmerzen sowie Bronchitis und wird daher gerne mit anderen Husten-Kräutern wie Kamille, Salbei oder Thymian gemischt.

Darüber hinaus ist die Malve ein gutes Mittel bei Magenschleimhautentzündung. Äußerlich angewandt, entfaltet sie ihre beruhigende und entzündungshemmende Wirkung vor allem als Gurgelmittel bei Rachenkatarrh und ist für Auflagen oder Waschungen bei eitrigen Geschwüren und anderen Hautentzündungen bestens einsetzbar.

Anwendung:
Für einen gehaltvollen Malventee gibt man 1 Eßlöffel getrocknetes Kraut auf 1/4 l kaltes Wasser. Die Mischung sollte 6 - 8 Stunden lang ziehen, bevor sie abgeseiht wird. Von diesem Auszug verwendet man dann 1 Eßlöffel auf eine Tasse heißes Wasser und trinkt davon bis zu 3 Tassen täglich.

Bei einer starken Verschleimung ist 1 Eßlöffel auf eine Tasse heiße Milch überaus wirkungsvoll. Für Waschungen oder Auflagen werden in gleicher Weise 4 Eßlöffel auf 1/4 l kaltes Wasser angesetzt, dann leicht verdünnt und 4 - 6 mal täglich angewandt. Bei Geschwüren oder Insektenstichen zerkleinert man frische oder getrocknete Malvenblätter, feuchtet sie an und verwendet sie als Umschlag.

Die frischen, zarten Blätter lassen sich jedoch auch wie Spinat mit anderen Kräutern zu Gemüsegerichten oder als Salat verarbeiten.

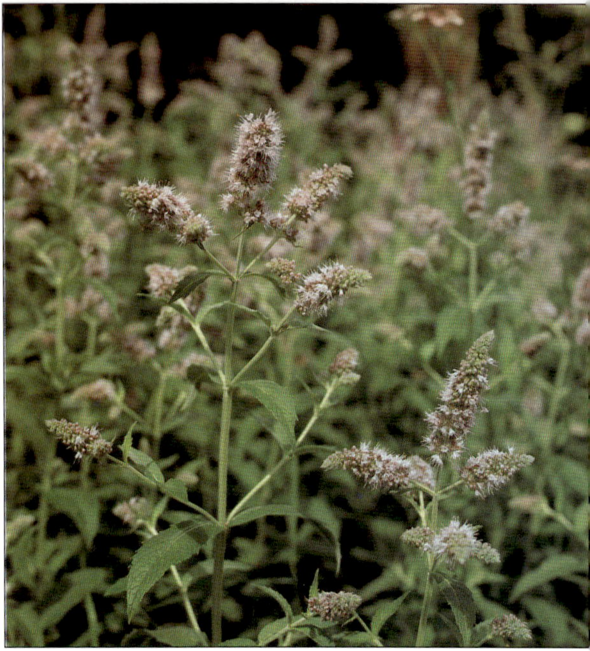

Pfefferminze

Die Pfefferminze wächst überall in Europa auf feuchten, humusreichen Böden in windgeschützter, halbschattiger Lage. Man findet sie häufig an Bächen, Fluß- oder Seeufern. Auch auf feuchten Wiesen, die nicht mit Kunstdünger bearbeitet werden, wächst die ca. 70 - 100 cm hohe Heilpflanze neuerdings wieder. Sie hat lange, behaarte Stengel und dunkelgrüne, gezähnte Blätter.
Ihr Aroma ist stark vom jeweiligen Standort abhängig. Verwendung finden die Blätter, die beim Zerreiben einen starken Geruch entfalten. Besonders gehaltvoll sind sie zu Beginn der Blütezeit, Ende Mai bis Mitte Juni. Man trocknet sie - zu Sträußchen gebun-

den - sehr gründlich, zerkleinert dann die Blätter und bewahrt sie in luftigen Gefäßen (z.B. Stoffbeuteln) oder Gläsern auf. Da die Pfefferminze vielseitig verwendbar ist, ist ein lagenweises Einfrieren der Blätter überaus empfehlenswert. Auch das Einlegen besonders schöner Triebe in Öl ist eine bewährte Vorratshaltung.

Wirkstoffe:

Die Wirkung der Pfefferminze ist vor allem auf ihren hohen Menthol-Gehalt zurückzuführen, der bei etwa 70% liegt. Neben weiteren ätherischen Ölen liefert sie auch Gerb- und Bitterstoffe. Sie wirkt entzündungshemmend, keimtötend, schmerzstillend, krampflösend und galletreibend. Sie regt das Gefäßsystem sowie Atemzentrum an, beruhigt die Nerven, hilft bei Schlaflosigkeit, Kopfschmerz (Migräne) und Magenverstimmung. Da eine leichte Gewöhnung eintreten kann, ist die Pfefferminze gezielt und nicht über einen längeren Zeitraum anzuwenden.

Anwendung:

Für einen gehaltvollen Tee werden ca. 15 g Pfefferminzblätter mit 1/2 l siedendem Wasser überbrüht. Nach 5 - 8 Minuten abseihen und 2 - 3 mal täglich trinken, jedoch nicht abends. Als Kur nicht länger als 2 Wochen anwenden. Der Tee dient auch als Gurgelmittel bei Mundschleimhaut-Entzündungen. Getränkte Leinentücher lindern Sonnenbrand.

Englische Pfefferminzsoße

50 g frische Pfefferminzblätter	1/8 l Obstessig
30 g Zucker	3 EL Wasser
	Salz, weißer Pfeffer

● Die frischen Pfefferminzblätter waschen, abtropfen lassen und zwischen zwei Lagen Küchenpapier trocknen, dann fein hacken. In eine Schüssel geben, dann nach und nach die übrigen Zutaten unterrühren.

● Die Minzsoße paßt gut zu Roastbeef und Lammfleisch.

Pfefferminz - Öl

4 frische Pfefferminz-Zweige	0,7 l kaltgepreßtes Olivenöl oder bestes Weizenkeimöl

● Die Pfefferminz-Zweige kalt abspülen und sehr gut trockentupfen, dann völlig austrocknen lassen.
In eine saubere Flasche (1 l - Inhalt) geben und mit dem Öl übergießen.

● Etwa 3 Wochen an einem kühlen, trockenen Ort ziehen lassen. Anschließend die Zweige herausnehmen und das Öl, kühl aufbewahrt, verwenden.

Pfefferminz - Butter

80 - 100 g Butter	1/2 EL Zitronensaft
2 EL frische Minze, gehackt	Salz, weißer Pfeffer

● Die Butter im Wasserbad erwärmen und cremig rühren. Gehackte Minze, Zitronensaft und Gewürze dazugeben. Gut durchmischen, dann abkühlen lassen.

● Die Minzbutter paßt gut zu gegrilltem Lammfleisch.

Pfefferminz - Likör

75 g frische Pfefferminzblätter	abgeriebene Schale 1/2 unbehandelten Zitrone
1 Prise gem. Muskat	350 g Zucker
3 Nelken	1/3 l Wasser
1 l Korn oder Obstler	1 Prise Zitronensäure

● Die Pfefferminzblätter vorsichtig waschen, abtropfen lassen und zwischen zwei Lagen Küchenpapier trocknen, dann fein hacken und in eine weithalsige Glasflasche geben.

● Muskat, Nelken und abgeriebene Zitronen-

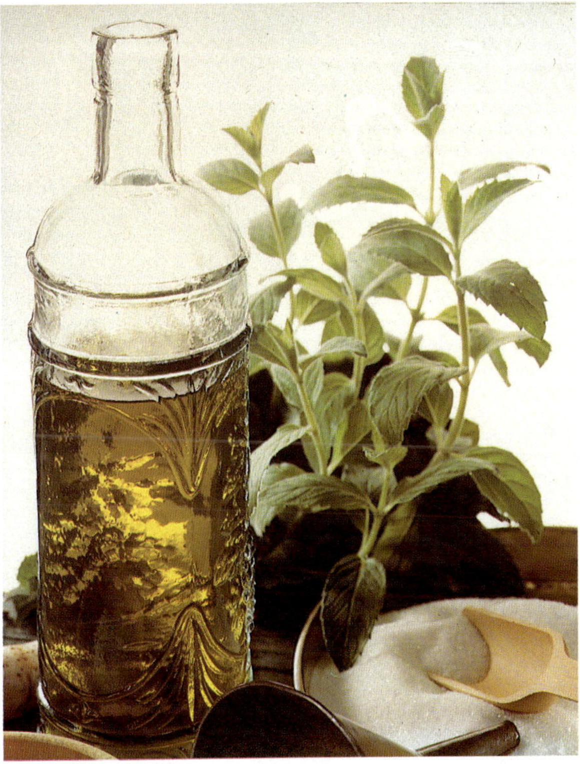

schale hinzufügen.
Mit Alkohol auffüllen und den Ansatz etwa 3 - 4 Wochen an einem warmen, sonnigen Platz reifen lassen, dabei gelegentlich schütteln.

● Eine Zuckerlösung herstellen. Dabei erst Zucker und Wasser aufkochen, dann die Zitronensäure zugeben und für ca. 10 Minuten mitkochen lassen.

● Die abgekühlte Lösung wird dann mit dem gefilterten Ansatz vermischt, erneut abgefüllt und gut verschlossen ca. 2 - 3 Wochen kühl gelagert.

Erfrischendes Minz-Gelee

- 40 g getrocknete Pfefferminzblätter
- 1 1/2 l Wasser
- 3 kleine Zitronen (unbehandelt) oder Limetten
- 1,75 kg Zucker
- 4 gestr. TL kristallierte Zitronensäure
- flüssiges Geliermittel (Normalflasche)
- einige Tropfen grüne Lebensmittelfarbe

● Die getrockneten Pfefferminzblätter mit kochendem Wasser begießen und ca. 10 Minuten lang ziehen lassen. Durch ein Sieb in einen größeren Topf gießen. 2 Zitronen auspressen und die andere in dünne Scheiben schneiden. Beides mit dem Zucker und der Zitronensäure zum Pfefferminzaufguß geben und gut durchmischen.

● Unter beständigem Rühren ca. 10 - 15 Minuten kochen lassen, dann das Geliermittel zugeben und ca. 5 Minuten weiterkochen.

● Den Topf von der Kochstelle nehmen und einige Tropfen grüne Lebensmittelfarbe hinzufügen.

● Das Gelee in vorbereitete Gläser füllen und gut verschließen.

● Während des Gelierens die Gläser ab und zu drehen, damit die Zitronen bzw. Limettenscheiben sich nicht am Boden absetzen.

Kräutercremesoße

- 175 g Crème fraîche
- 150 g Joghurt
- 2 EL Mayonnaise
- Salz, 1 Prise Cayennepfeffer
- 1 EL Senf, 4 EL geh. Kräuter
- (Brennessel, Löwenzahn, Pfefferminze, Spitzwegerich)

● Crème fraîche, Joghurt, Mayonnaise und Senf verrühren, kräftig würzen und zuletzt die gehackten Kräuter dazugeben.

● Verwendung:
zu gekochtem Rindfleisch oder Fisch, zu Gemüse, Eiern, Kartoffeln oder als Dipsoße zu Fleischfondue.

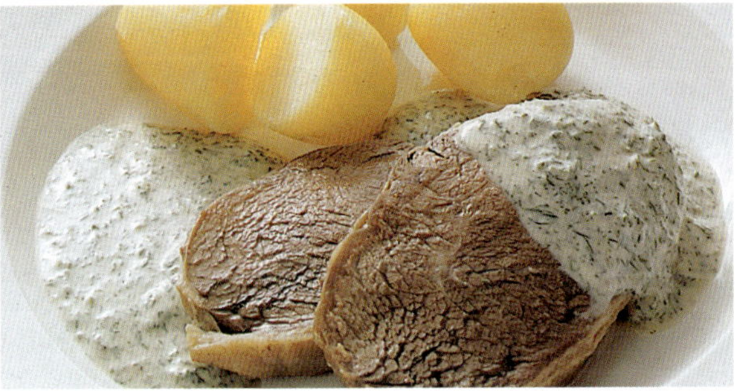

Rosmarin

Der aus dem Mittelmeerraum stammende, immergrüne Rosmarin ist auch in unseren Breiten heimisch und kann bis zu 1 1/2 m hoch wachsen.
Die nadelförmigen Laubblätter sind unten weißlich und oben dunkelgrün. Die blaß - violetten Blüten des wärmeliebenden Rosmarins duften nach Kampfer.
Verwendung finden jedoch hauptsächlich die Blätter die im April/Mai, d.h., vor der vollen Blüte, gesammelt und dann locker getrocknet werden. Lichtgeschützt bewahrt man sie am besten in Dosen (nicht aus Kunststoff) auf.

Wirkstoffe:
Ätherische Öle, Saponine, Pflanzensäuren, Wachse sowie Gerb- und Bitterstoffe machen den Rosmarin zu einem vielseitig anwendbaren Heilkraut.
Innerlich wird er zur Appetitanregung, bei allgemeinen Verdauungsproblemen, Wetterfühligkeit und Kopfschmerz empfohlen. Da er anregend wirkt, ist er jedoch nur tagsüber und mit ärztlicher Beratung zu verwenden. Äußerlich eignen sich Öl, Tinktur und Auflagen bei Gelenkentzündungen, Rheuma, Kreuzschmerzen, Verrenkungen und Hautentzündungen. Fußbäder lindern Schwellungen. Das anregende Voll- oder Teilbad hilft bei Schwächezuständen und Kreislaufstörungen. In der Küche

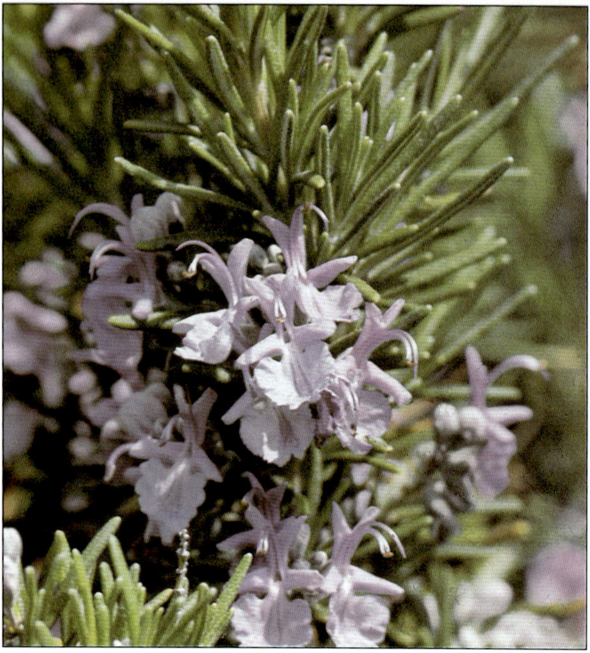

wird der Rosmarin in kleinen Mengen zu Hähnchen, Suppen, Lammfleisch oder Wild gereicht.

Anwendung:

Für einen Rosmarin-Tee wird 1 gehäufter TL mit 1/4 l kaltem Wasser angesetzt, kurz erhitzt, dann abgeseiht und morgens sowie mittags getrunken. Aus 250 g frischen Rosmarin-Blättern und 1 l Alkohol (70 Vol.%) läßt sich eine wirkungsvolle Tinktur ansetzen, die ein bewährtes Kreislaufmittel ist. (2mal/Tag bis zu 30 Tropfen) Für die Weinbereitung gibt man 100 g getrocknete Blätter auf 1 l säuerlichen Weißwein (Zubereitung siehe „Salbeiwein“, Seite 73) Für ein anregendes Rosmarin-Bad kocht man 100 g getrocknete Blätter mit 1 l kaltem Wasser auf und läßt die Mischung ca. 30 - 40 Minuten lang ziehen, bevor man sie abseiht und einem Vollbad zusetzt. (nur tagsüber anwenden)

Rosmarin - Öl

100 g Rosmarin-Blätter
10 g Pfefferminz-Blätter
10 g Johanniskraut
1/2 l bestes Weizenkeim- oder Sonnenblumenöl

● Die frischen, angetrockneten Heilkräuter in eine weite, saubere Flasche geben und mit dem Öl übergießen.

● Etwa 5 - 6 Wochen lang an einen kühlen, dunklen Ort stellen, dann abseihen und umfüllen. Das Rosmarin-Öl wird 3 - 5 mal täglich äußerlich als Einreibemittel angewandt.

Salbei

Der Salbei ist ein immergrüner Halbstrauch mit dichtverzweigten Ästen, der aus dem Mittelmeergebiet stammt und vorzugsweise auf kalkhaltigen Böden wächst.

Seine behaarten Stengel sind stark verzweigt und tragen graugrüne, längliche Blätter.
Der Salbei wird häufig kultiviert angebaut, man findet ihn aber auch auf Wiesen und Weiden.
Verwendung finden vorzugsweise die Blätter, welche am besten vor der Blüte, d.h. im Mai oder Juni gesammelt werden. Sie schmecken würzig - bitter, eher kampferähnlich. Zur Vorratshaltung wird das Kraut über dem Boden abgeschnitten und in dünneren Bündeln an einem warmen, luftigen Ort getrocknet, bis die Blätter sich leicht von den Zwei-

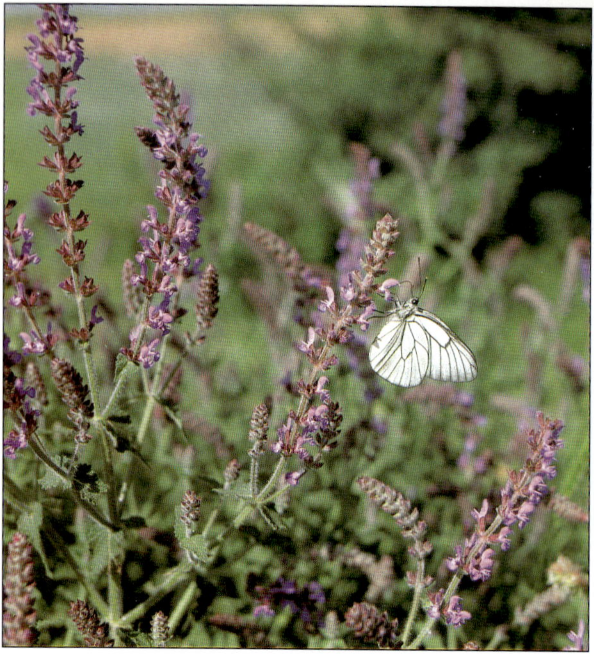

gen abrebeln lassen. Gut verschlossen aufbewahren. Durch das Trocknen verliert der Salbei jedoch einen Teil seines wertvollen Aromas, daher ist es empfehlenswert, ihn einzufrieren. Hierzu werden die gewaschenen, lagenweise trockengetupften Blätter portionsweise verpackt. In der Küche ist der Salbei aufgrund seines kräftigen Aromas sparsam zu verwenden. Er entfaltet sich am besten, wenn man ihn mit Fett zubereitet.

Wirkstoffe:
Salbeiblätter enthalten ätherische Öle, Gerb- und Bitterstoffe, Harze, organische Säuren und einen dem Hormon Östrogen ähnlichen Wirkstoff. Medizinisch schätzt man seine Wirkung bei Appetitmangel, Durchfall, Magen- und Darmerkrankungen, bei

Husten, Erkältungskrankheiten und nervösen Störungen sowie Regelbeschwerden. Äußerlich empfiehlt sich der Salbei bei allen entzündlichen Erscheinungen auch zur Behandlung von Fußschweiß. Als Gurgelmittel wirkt der Tee bei Halsschmerzen, Heiserkeit, Rachenkatarrh und Entzündungen der Mundschleimhaut. Waschungen bzw. Auflagen helfen, Akne und andere Hautentzündungen zu behandeln. Darüber hinaus wird der Salbei gerne als Gewürz für verschiedene Gerichte verwendet.

Anwendung:
Für einen gehaltvollen Tee überbrüht man 1 - 2 TL getrocknete Salbeiblätter mit 1/4 l heißem Wasser, dann 5 Min. ziehen lassen, abseihen und bis zu 4 mal täglich ungesüßt trinken. Zum Gurgeln Salbei vorzugsweise mit Kamille mischen. Die aus der doppelten Menge getrockneter Salbeiblätter hergestellte Abkochung ist zur äußerlichen Anwendung geeignet.

Für eine Tinktur gibt man 250 g frische Salbeiblätter auf 1 l Alkohol (70 Vol.%) und läßt die Mischung etwa 3 Wochen lang an einem sonnigen Platz durchziehen, dann abfiltrieren, nochmals 1 Woche lang ruhen lassen und 2 - 3 mal täglich bis zu 30 Tropfen einnehmen.

Salbeiwein

30 - 50 g frische Salbeiblätter
0,7 l trockener Rot- oder Weißwein

● Die frischen Salbeiblätter waschen, abtropfen lassen und zwischen zwei Lagen Küchenpapier gut trockentupfen. In eine weithalsige Flasche geben, mit Wein übergießen und bis zu 14 Tage lang kühl stellen, dabei gelegentlich schütteln, danach abfiltern. Von diesem stärkenden Wein genießt man ein Likörglas vor dem Essen.

Salbei-Essig

2 kleinere Salbei-Zweige	
1/2 l trockener Rotwein	
100 g Essig-Essenz	

- Die Salbeizweige kurz unter kaltem Wasser abspülen, mit Küchenpapier trockentupfen und mindestens 2 Stunden lang nachtrocknen lassen.

In eine passende Flasche geben. Rotwein mit Essig-Essenz mischen, in die Flasche füllen und gut verschließen.

- 2 - 3 Wochen durchziehen lassen, dann filtern, wieder in die Flasche geben und gut verschlossen lagern.

Schafgarbe

Die Schafgarbe ist eine weit verbreitete, bis zu 80 cm hoch wachsende Staude, die an sonnigen, trockenen Orten, Wegen, Rainen und Wiesen gerne wächst.

Am besten verwendet man die jungen Triebe mit den zarten Blättchen und erntet sie vor der Blüte, d.h. im April oder Mai. Sie sind luftig - schattig aufzuhängen und vollständig zu trocknen. Zur Aufbewahrung eignen sich lichtundurchlässige Behälter. Die Blätter schmecken herb und etwas bitter.

Wirkstoffe:
Die Schafgarbe enthält ähnliche ätherische Öle wie die Kamille, dazu Bitterstoffe, Pflanzensäuren, Vitamine sowie Mineral- und Gerbstoffe. Sie wird vorwiegend als aromatisches Bittermittel bei Sodbrennen sowie Magen-, Gallen- und Leberbeschwerden eingesetzt. Die Schafgarbe wirkt anregend auf den Stoffwechsel und steigert die Harnabsonderung, ohne die Nieren zu reizen. Daneben hilft sie bei Kopfschmerz und sogar Wadenkrämpfen. Äußerlich

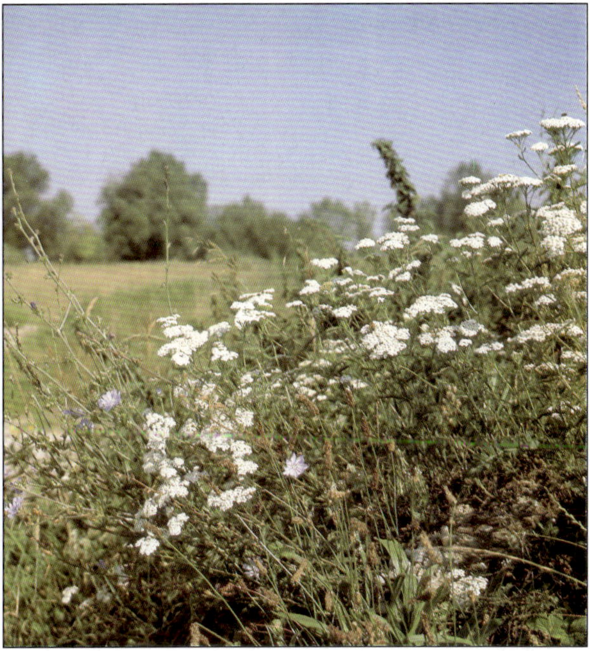

angewandt ist sie ein gutes Haut- und Wundheilmittel.

Anwendung:

Für einen gehaltvollen Tee gibt man 1/4 l siedendes Wasser auf 3 TL getrocknete Blätter. Die Mischung umrühren, bis zu 15 Min. ziehen lassen, dann abseihen und 2 - 3 mal/Tag lauwarm trinken. Der Auszug (wie bei Kamille, Seite 54) ist äußerlich bei Geschwüren und schlecht heilenden Wunden anzuwenden. Wirksam ist auch der Preßsaft, den man mit Wasser verdünnt (stoffwechselanregende Frühjahrskur).

Die frischen, jungen Blätter passen gut zu Salaten oder Quarkspeisen, aber auch als Gewürz in einen Gemüse-Eintopf.

Spitzwegerich

Der Spitzwegerich ist eine bis zu 50 cm hoch wachsende Pflanze, die gerne auf ungedüngten Wiesen und Weiden, an Feldern sowie Wegrändern wächst. Gesammelt werden ab März junge, schöne und möglichst staubfreie Blätter.
Sie schmecken leicht salzig, herb-würzig, aber auch etwas grasähnlich. Man erntet sie günstigerweise ehe die harten Stengel der Blüten herauswachsen und läßt sie schnell trocknen, bevor sie anbräunen. Auch ein lagenweises Einfrieren ist zu empfehlen.

Wirkstoffe:
Die Blätter enthalten einen hohen Anteil an Gerb- und Bitterstoffen, daneben Kieselsäure, Vitamin C, Schleimstoffe und Glykoside. Einsetzbar ist der Spitzwegerich vor allem als Hustenmittel und bei Atemwegserkrankungen, darüber hinaus zur Appetitanregung und Gewebekräftigung. Bei Insektenstichen, leichten Verbrennungen und Hautflechten helfen zerdrückte Blätter, die man auf den betroffenen Hautstellen zerreibt.

Anwendung:
Bei Erkrankungen der Atemorgane (Katarrh, Husten, Asthma) hilft: 1 EL getrocknete Spitzwegerichblätter auf 1/4 l heißes Wasser, 10 Minuten ziehen lassen, dann abseihen und 3 mal/Tag warm trinken. Nach Belieben mit Honig süßen. Dieser Tee ist auch bei Bronchitis wirksam und mildert zudem Keuchhustenanfälle. 2 - 3 EL des Preßsaftes unterstützen die Haut- und Blutreinigung und wirken leicht harntreibend. Inder Küche lassen sich die frischen Blätter unter Salate mischen oder fein geschnitten in Quark anrichten.

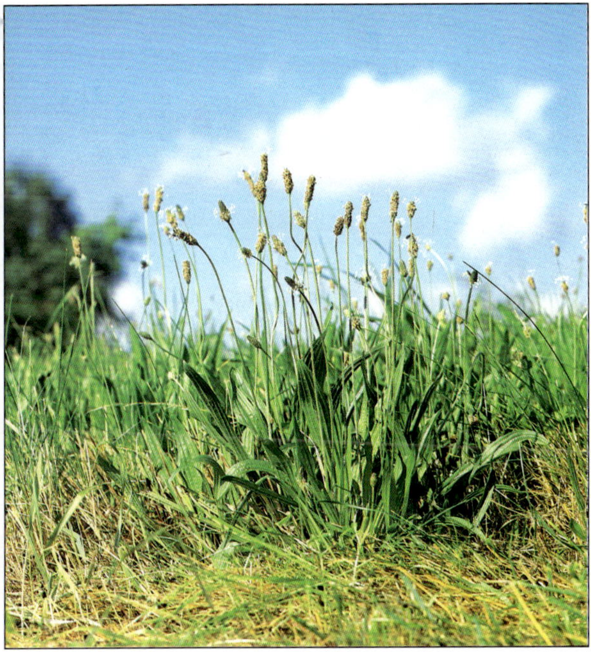

Spitzwegerich - Hustensirup

200 g frische, junge Spitzwegerich-Blätter

1/2 l Wasser

ca. 200 g Zucker oder Honig

● Die Blätter waschen, zwischen zwei Lagen Küchenpapier trockentupfen, dann fein hacken und mit dem Wasser erhitzen. Etwa 30 - 40 Min. lang auf niedriger Stufe auskochen, dann abkühlen und 5 - 6 Stunden durchziehen lassen.

● Abseihen, nochmals ausdrücken und mit dem Zucker mischen und aufkochen oder den Honig zugeben und nur noch erwärmen. Heiß in Flaschen füllen und gut verschließen.

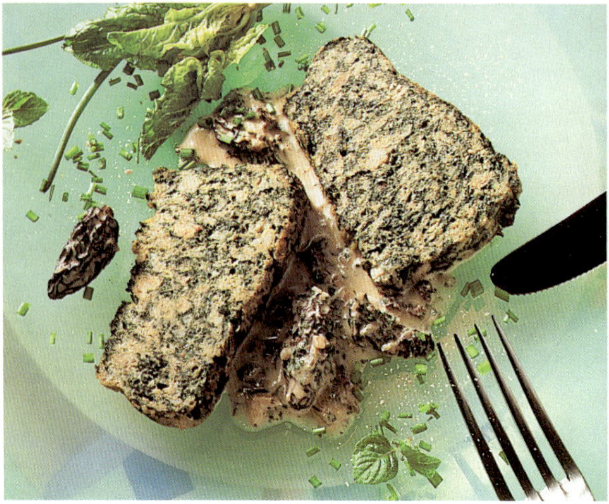

Spitzwegerich-Spinatpudding

gut 1/8 l Milch	Butter
4 altbackene Semmeln	400 g frischer Spinat
1 große Zwiebel	5 Eier
1 Knoblauchzehe	Salz, Pfeffer, Muskat
200 g frische Spitzwegerich-Blätter	Butter und Semmelbrösel für die Form

● Die Milch erhitzen, die Semmeln kleinschneiden und mit der Milch beträufeln. Zwiebel und Knoblauch schälen, fein hacken und in der Butter glasig dünsten.

● Spitzwegerich und Spinat gründlich waschen, mit kochendem Wasser begießen, 5 Minuten ziehen lassen, dann abgießen und ausdrücken.

● Mit Eiern und Gewürzen im Mixer pürieren. In eine Schüssel geben. Semmelwürfel und das Zwiebel-Knoblauch-Gemisch dazugeben. Alles gut verkneten und in

eine gefettete, mit Semmelbröseln ausgestreute Koch-Puddingform füllen.
● Den Deckel schließen, die Form, zu 2/3 im Wasser stehend, 1 Stunde kochen. Kurz abdämpfen lassen, vom Rand lösen und stürzen.

Thymian

Auf steinigen, trockenen und sonnigen Böden, auf Feldern, an Mauern und Wegrändern, wächst der herb-aromatisch schmekkende Thymian. Im Mai bis September, kurz nach dem Beginn der Blütezeit, schneidet man - am besten mit einer Schere - die oberen, jungen Triebe ab, bündelt sie und läßt sie an einem luftig-schattigen Ort trocknen. Zum Aufbewahren gibt man sie in dunkle, dicht schließende Gläser, Porzellangefäße oder Blechdosen und stellt diese an einen kühlen, dunklen Ort.

Wirkung:
Als Gewürz wird der Thymian häufig verwendet, u. a. auch als Kräuteressig (siehe Rezept). Medizinisch nützt man seine verdauungsfördernde Wirkung, die auf den hohen Gehalt an ätherischen Ölen - vor allem dem Thymol - sowie Gerbstoffen, Saponinen und Glykosiden zurückzuführen ist. Verdauungsstörungen, Blähungen, Darmkrämpfe, Magenbeschwerden, Bronchialerkrankungen, und Husten sind mit Thymian behandelbar. Als Gurgelmittel hilft er bei Halsschmerz, Heiserkeit, Mundgeruch und Mundschleimhautentzündung. Inhalationen wirken bei Schnupfen und Grippe. Auflagen und Waschungen mit Thymian haben sich bei Hautausschlag, Geschwüren, Wunden und Insektenstichen bewährt. Kleine Kräutersäckchen, die man trocken erwärmt, helfen bei Husten, wenn sie in Bettnähe aufgehängt werden.

Anwendung:
Tee: 1 geh. TL Thymian-

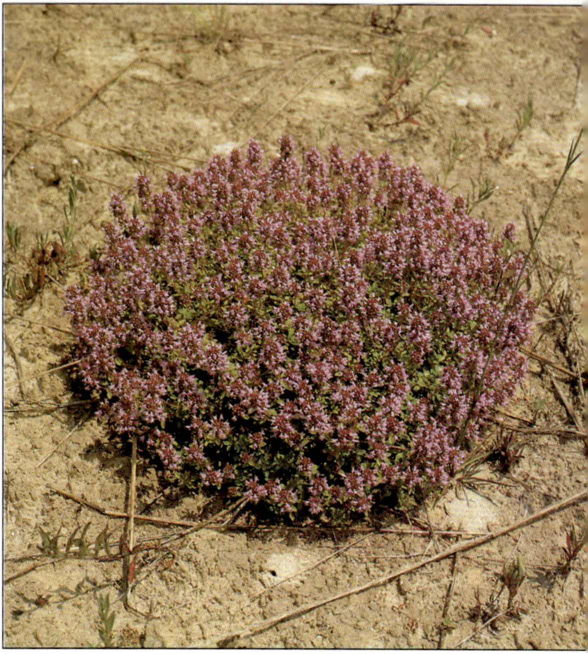

kraut mit 1/4 l kaltem Wasser ansetzen, aufkochen, 5 - 8 Minuten lang zugedeckt ziehen lassen, abseihen und 2 - 3 mal/Tag 1 Tasse warm trinken. Bei Bedarf mit Honig süßen. Äußerlich verwendet man eine Abkochung aus 1 EL/1/4 l Wasser. Die gleiche Menge wird auf 1 l kochendes Wasser zum Inhalieren gegeben, geeigneter Weise in Verbindung mit Kamille. Für ein wohltuendes Bad läßt man 100 g getrocknetes Kraut in 1 l Wasser abkochen, nach 20 Min. abseihen und einem Vollbad zusetzen.

Thymian-Essig

- 2 blühende Thymianzweige
- 2 - 3 angeschnittene Knoblauchzehen (nach Belieben)
- 0,7 l Obst oder Weinessig

● Die trockenen Thymian-Zweige in eine saubere Glasflasche geben, nach Belieben die Knoblauchzehen hinzufügen und mit dem Essig übergießen.

● 2 - 3 Wochen lang an einem warmen, sonnigen Platz ziehen lassen, dann abfiltern und erneut umfüllen.

Käse-Fleischstrudel

mit Thymianschaum

Strudelteig:

- 50 g Butter
- 150 ml lauwarmes Wasser
- 250 g Mehl
- 2 gelbe Rüben (Möhren)
- 5 Frühlingszwiebeln
- 200 g Gouda-Käse
- 1 Bund frische Petersilie
- 2 Eier
- 500 g Faschiertes vom Rind (Rinderhackfleisch)
- 2 EL Topfen (Quark)
- Salz, weißer Pfeffer
- Butter für das Backblech
- 1 EL Milch

Thymianschaum:

- 1 Bund frischer Thymian
- 2 Eier
- 1 Prise Salz, etwas Pfeffer
- 10 ml trockener Weißwein
- 1/2 TL Stärkemehl

● Die Butter schmelzen und mit dem Mehl sowie dem lauwarmen Wasser verrühren. Etwa 10 Minuten lang durchkneten, in Folie wickeln und etwa 30 Minuten ruhen lassen.

● Inzwischen die gelben Rüben sowie Frühlingszwiebeln putzen, waschen und in grobe Stücke zerteilen. Den Gouda in Streifen schneiden. Die Petersilie kalt abbrausen,

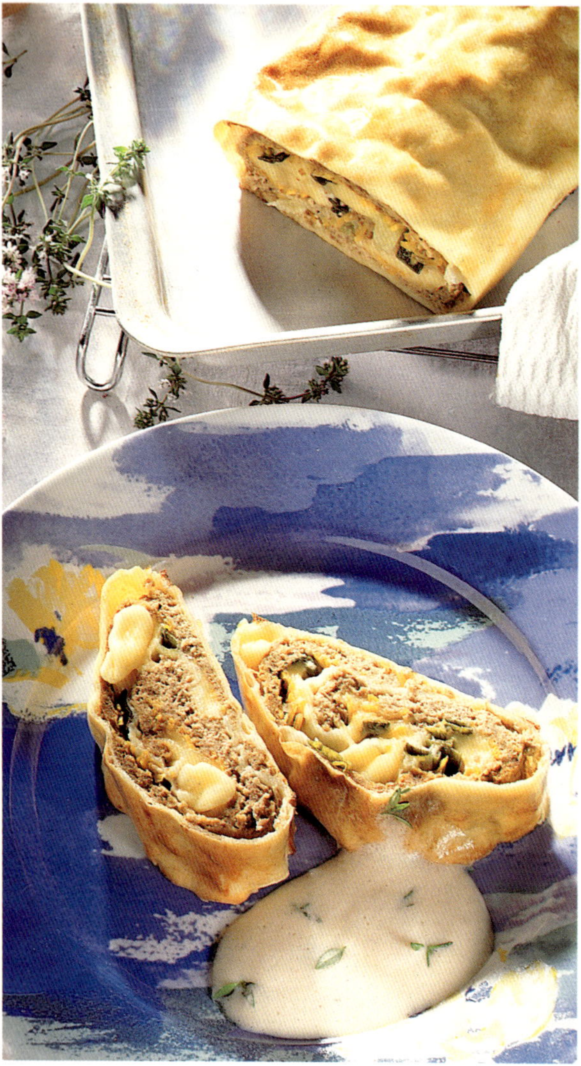

trockentupfen und die Blättchen von den Stielen zupfen, dann fein hacken. Ein Ei trennen. Faschiertes mit Topfen, einem Ei und einem Eiklar vermischen. Mit Salz und Pfeffer pikant abschmecken.

● Das Backblech einfetten. Den Teig auf einem großen, bemehlten Tuch ausrollen und mit dem Handrücken von der Mitte her gleichmäßig nach außen hin sehr dünn zu einem Rechteck von ca. 50 x 80 cm ausziehen.

● Die Fleischmasse zur Hälfte auf der schmaleren Teigseite verstreichen. Mit Gemüse, Käse und Petersilie belegen. Unter Einsatz des Tuches den Teig locker aufrollen, die Seiten einschlagen und den Strudel auf das Backblech legen. Eidotter mit Milch verquirlen und auf der Teigoberfläche verstreichen.

● Im vorgeheizten Backrohr bei 190 - 200 °C in 40 - 50 Minuten backen.

● Inzwischen den Thymian kurz kalt abspülen und die Blättchen von den Stielen zupfen. 10 Minuten vor Ende der Backzeit Eier mit Salz sowie Pfeffer sehr schaumig rühren, Wein und Stärkemehl hinzugeben und das Ganze in einem heißen Wasserbad so lange schlagen, bis eine schaumige Masse entsteht. Zuletzt den Thymian unterheben.

● Den Strudel in Scheiben schneiden und mit dem Thymianschaum servieren.

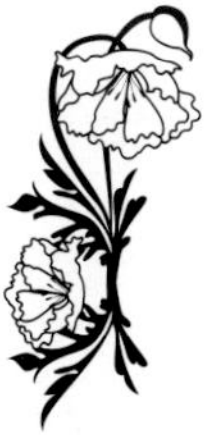

Roastbeef mit Kräuterkruste

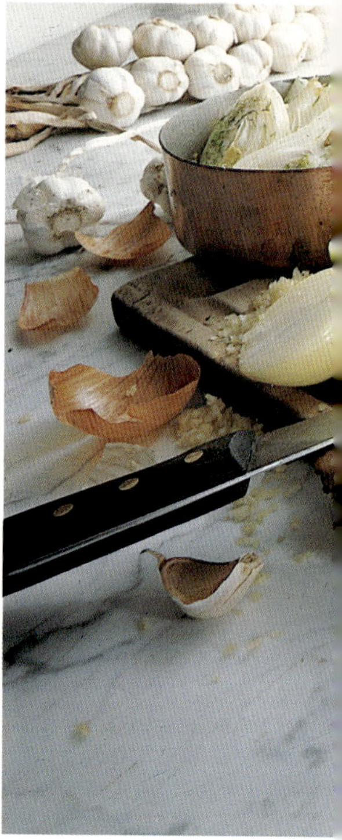

1,2 - 1,5 kg Roastbeef (mit Fettrand)	
3 EL geh. Petersilie	
6 Basilikum-Blättchen	
1 TL Majoran	
1 TL Thymian	
1 - 2 Knoblauchzehen	
1 TL weißer Pfeffer, gemahlen	
10 - 12 EL Öl, mögl. Sonnenblumen- oder Weizenkeimöl	
2 TL Salz, Alu-Folie	

● Das Roastbeef auf der fleischigen Seite von Fett und Sehnen befreien, kurz kalt abspülen und mit Küchenpapier trockentupfen.

● Die frischen Kräuter sehr fein hacken, mit den geschälten und gepreßten Knoblauchzehen sowie dem Pfeffer mischen. Gleichmäßig auf dem Fleisch verteilen. Von Hand festdrücken.

● Den Braten entweder auf den Rost legen und darunter die Bratpfanne einsetzen oder in ein offenes Bratgeschirr geben. Gleichmäßig mit Öl begießen.

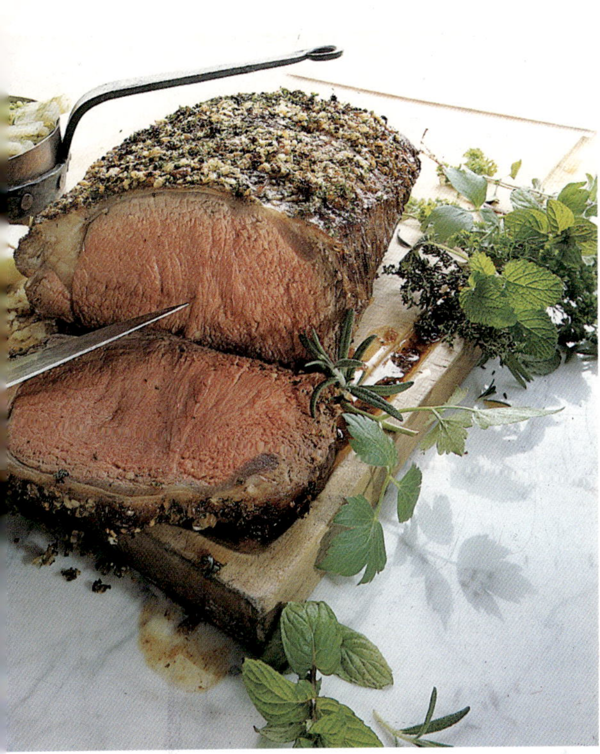

● Bei 210 - 230° C ca. 40 - 50 Minuten im unteren Drittel des Backofens braten. Dabei in den letzten 15 - 20 Minuten mit Alufolie abdecken, damit die Kräuter nicht verbrennen.

● Aus dem Backofen nehmen, salzen, in Alufolie locker einwickeln und ca. 20 - 30 Minuten ruhen lassen. In dieser Zeit sammelt sich der Fleischsaft und läuft beim Anschneiden nicht heraus. Mit einem sehr scharfen Messer aufschneiden und kalt oder warm servieren.

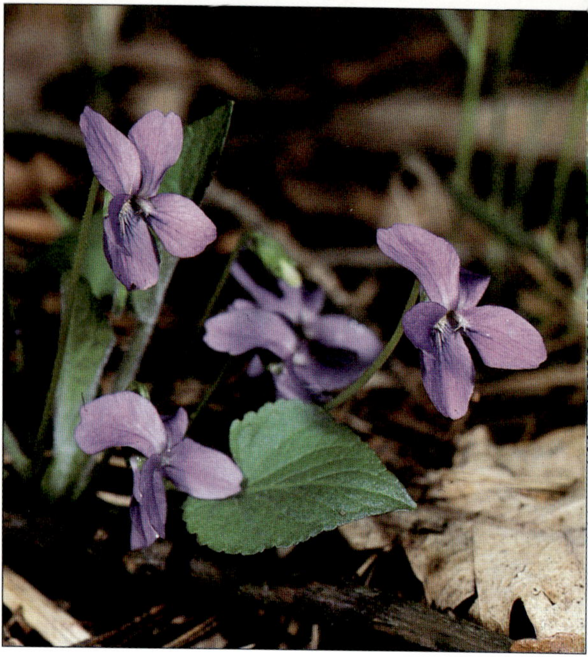

Veilchen

Das nahezu in ganz Europa zu findende Veilchen wächst bevorzugt an trockenen Waldrändern, in der Nähe von Hecken, auf Wiesen und an Wegrändern. Die gesamte Wildpflanze ist verwendbar, wobei Blüten und Blätter bevorzugt eingesetzt werden. Das bis zu 25 cm hoch wachsende Veilchen blüht von März bis Mai. Die beste Zeit für das Sammeln der dunkelvioletten Blüten sowie der sattgrünen Blätter sind die frühen Morgenstunden. Man trocknet sie im Schatten und bewahrt sie getrennt in gut schließenden Behältern auf.

Wirkstoffe:
Blätter und Blüten enthalten ätherische Öle, Saponine, Schleimstoffe und Glykoside. Sie werden als Husten- und Nervenmittel eingesetzt, helfen jedoch auch bei Asthma, Bronchitis und lindern Keuchhustenanfälle. Der Veilchenblüten-Tee hat sich als Gurgelmittel bei Halsentzündungen bewährt. Mit ihm getränkte Umschläge eignen sich zur Heilung von Ekzemen und Hautausschlägen.

Anwendung:
2 TL getrocknete Veilchenblüten und -blätter mit 1/4 l kaltem Wasser übergießen, dann aufkochen und 5 - 6 Minuten zugedeckt ziehen lassen. Abseihen und als Gurgelmittel nehmen oder, mit Wasser verdünnen und 1 - 2 mal/Tag als Tee trinken. Diesen nach Belieben mit Honig süßen.

Veilchen - Sirup

2 Tassen frische Veilchenblüten

1/4 l Wasser

1 Tasse bester Honig

- Die Veilchenblüten aussortieren, auf ein Sieb legen, kurz in kaltes Wasser eintauchen, in eine Schüssel geben und mit heißem Wasser übergießen.
- Zugedeckt mindestens 24 Stunden lang durchziehen lassen, dabei gelegentlich umrühren. Durch ein sauberes Mulltuch abfiltern, leicht anwärmen und mit dem Honig mischen.
- In eine saubere, gut schließende Flasche geben und kühl aufbewahren.
- Der Veilchen-Sirup ist bei Kindern beliebt und hilft bei Husten sowie Halsentzündung.

Weißdorn

Der Weißdorn ist ein mittelgroßer Strauch, dessen Äste sowie Zweige mit bis zu 2 cm langen Dornen besetzt sind.
Er wächst auf trockenen , lockeren Ton- und Lehmböden, an Waldrändern, in Gebüschen und Hecken.
Von Ende April bis Mitte Juni können die jungen Blätter und Blüten einen eher unangenehmen, modrigen Geruch verbreiten. Im Herbst reifen daraus sogenannte „Scheinfrüchte", die sich bis Ende November noch gut sammeln lassen. Sie lassen sich gut einfrieren. Blüten oder Blätter sind, schattig-luftig getrocknet, am besten in lichtundurchlässigen, gut verschließbaren Gefäßen getrennt aufzubewahren.

Wirkstoffe:
Der Weißdorn liefert Flavone, pflanzliche Amine, ätherische Öle, dazu Gerbstoffe (Blätter) und Pektine sowie Vitamine aus den Früchten.

Er ist ein wirkungsvolles Herzmittel bei Altersherz und fördert die Durchblutung des gesamten Körpers. Er hilft bei Arterienverkalkung, Nervosität, Schlafstörungen, nervösem Schwitzen und Depressionen.

Anwendung:
Für den Weißdorn-Tee 2 gehäufte TL getrocknete Blüten mit 1/4 l siedendem Wasser überbrühen 10 Min. lang zugedeckt ziehen lassen, dann abseihen und jeweils nach dem Essen 1 Tasse warm trinken. Nach Belieben mit Honig süßen. Tagesdosis: 3 Tassen über 3 Monate (Herz-Kreislaufkur). Aus 200 g getrockneten Blättern auf 1 l Alkohol (70 Vol.%) gewinnt man eine gehaltvolle Tinktur, von der 3 - 4 mal/Tag bis zu 20 Tropfen eingenommen werden. Zur Behandlung oder besser Vorbeugung der Arterienverkalkung eignet sich auch ein Mischtee aus Weißdorn und Zinnkraut.

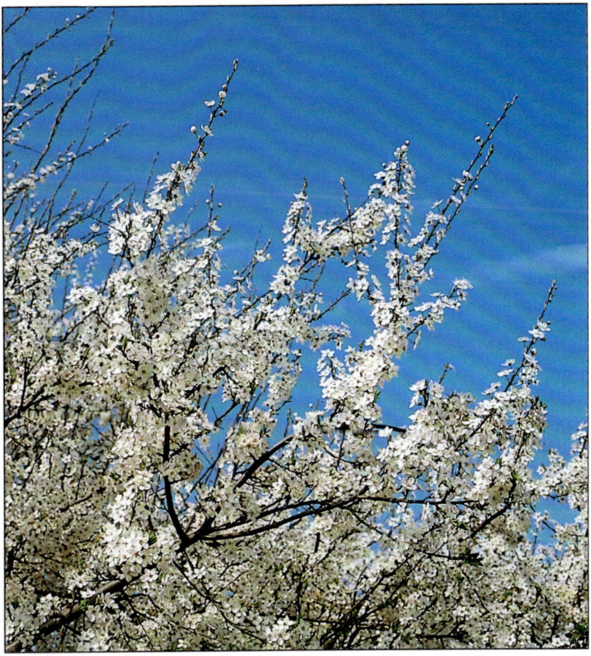

„Herzwein"

50 g frische Weißdornblätter und -blüten
25 g Zitronenmelisse
1 EL Zitronensaft
0,7 l trockener Weißwein

● Die Weißdorn- und Melissenblätter kurz kalt abspülen und zwischen zwei Lagen Küchenpapier trockentupfen. Die Blüten schütteln, kurz in kaltes Wasser eintauchen, dann abtropfen und mit den Blättern in eine Schüssel legen. Dabei sollen die Stielenden der Blüten nach oben zeigen.

● Mit Zitronensaft beträufeln, dann mit dem Wein übergießen. Gut zugedeckt mindestens 2 Tage lang an einem kühlen Ort durchziehen lasen, danach durch ein Tuch seihen, in eine Flasche umfüllen und gut verschließen. Vor den Mahlzeiten in kleinen Mengen trinken.

Wermut

Der an warmen Standorten und vorwiegend auf steinigen Plätzen wachsende Wermut ist ein bis zu 1,5 m hoher, buschiger Halbstrauch. Er trägt längliche, seidig-filzige Blätter, hellgelbe knospige Blüten und verbreitet einen herb-aromatischen Geruch. Während der Blütezeit im Juli oder August schneidet man am besten die oberen Teile des Krautes ab, bündelt sie und läßt sie an einem schattigen, luftigen Ort trocknen. Nach dem Zerkleinern - dicke Stengelteile aussortieren - vor Licht geschützt in gut schließenden Blechdosen oder Porzellangefäßen aufbewahren.

Wirkung:
Der Wermut enthält in hohem Maße ätherisches Öl, dazu Bitter- und Gerbstoffe, Harze, Vitamine, Flavone und Pflanzensäuren. Er zeigt eine gute Wirkung auf die Verdauungsorgane, hilft bei Appetitlosigkeit, Blähungen, Magenbeschwerden aller Art, bei Sodbrennen, Gallenleiden (Blasenentzündung, Koliken) und bei Leberbeschwerden. Wermut ist ein gutes Gurgelmittel bei Mundgeruch. Er sollte jedoch nicht länger als 2 Wochen angewendet werden, um eine Überdosierung mit Nebenwirkungen zu vermeiden.

Anwendung:
Wermut-<u>Tee</u>: 1 geh. TL getrocknetes Kraut mit 1/4 l heißem Wasser überbrühen, 10 Min. lang zugedeckt ziehen lassen, dann abseihen und 2 - 3 Tassen/Tag vor oder nach dem Essen ungesüßt trinken. Der überaus bittere Geschmack läßt sich durch Untermischen anderer Kräuter, z.B. Kamille oder Pfefferminze, mildern.

Zum <u>Gurgeln</u> und <u>Spülen</u> stellt man mit 1 EL auf 1/4 l Wasser den <u>Aufguß</u> her.

Diese Heilkräuter helfen bei...

Die nachfolgende Zusammenstellung ermöglicht Ihnen, zu bestimmten Erkrankungen die wirkungsvollsten Heilkräuter dieses Buches zu finden und liefert Ihnen eine Angabe über die entsprechenden Textseiten.

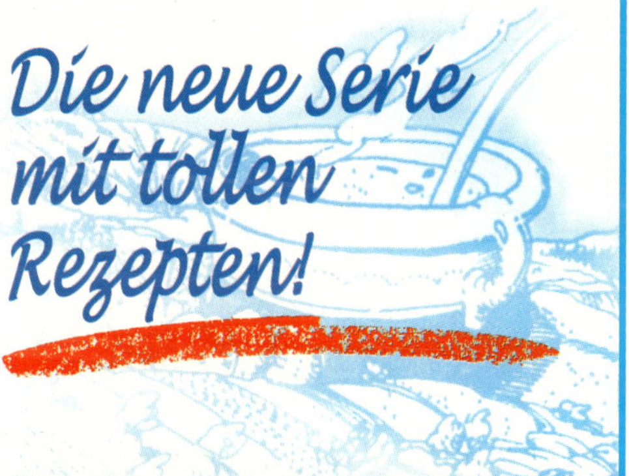

Die neue Serie mit tollen Rezepten!

KOMPASS Küchenschätze

DEUTSCHLAND
1708 Bayerische Schmankerl
1711 Spezialitäten aus Mecklenburg und Vorpommern
1712 Spezialitäten aus Schleswig-Holstein und Hamburg
1715 Fränkische Küche (in Vorbereitung)
1722 Weihnachtsbäckerei

ÖSTERREICH
1700 Österreichische Spezialitäten
1702 Österreichische Weihnachtsbäckerei
1703 Tiroler Spezialitäten
1704 Salzburger Spezialitäten
1705 Kärntner Spezialitäten
1706 Vorarlberger Spezialitäten
1707 Steirische Spezialitäten
1709 Wiener Spezialitäten
1710 Österreichische Mehlspeisen
1719 Oberösterreichische Spezialitäten (in Vorbereitung)

ITALIEN
1701 Südtiroler Spezialitäten
1754 Südtiroler Backrezepte

VERSCHIEDENE THEMEN
1720 Knödel
1721 Naturheilschnäpse, Magenbitter und Liköre
1723 Heilkräuter für Leib und Seele

Erhältlich im Buchhandel und am Kiosk!

Zum Gebrauch des Buches:
Es werden mehrfach Abkürzungen benutzt, die ich Ihnen nachstehend noch kurz erklären möchte:

EL	Eßlöffel
TL	Teelöffel
Msp	Messerspitze
g	Gramm
kg	Kilogramm
l	Liter
cl	Zentiliter
geh.	gehäuft
gem.	gemahlen
ger.	gerieben
gestr.	gestrichen
Pa	Päckchen

Bildnachweis
ABC, Frankfurt: 2, 7, 9, 19
Deutsches Apothekenmuseum, Heidelberg: 10/11, 15
Winterling/Ketchum PR, München: 13
Dr. Wagner/W. Geiersperger: 20, 58
A. Limbrunner, Dachau: 1, 22, 24, 26, 29, 31, 35, 39, 57, 62, 64, 75, 80, 89
H. Limbrunner: 53, 86
Thomy/Ketchum PR, München: 60
CMA/Ketchum PR, München: 27, 67
Deutscher Käse/Ketchum PR, München: 82
Fotostudio Teubner, Füssen: 33, 47, 84/85
Fotostudio Sattelberger, Füssen: 36/37
Orac Verlag, Wien: 41
Deflorian: 48
Fiebrandt: 51
Langnese-Iglo, Hamburg: 6
R. Bosch Hausger. GmbH München: 78
Baier: 70
R. Schmidt: 77

Autorin und Verlag danken diesen Unternehmen für die Bereitstellung des Bildmaterials.

Lektorat: Ursula Calis, München
Design & Produktion: Verlagsbüro Fritz Petermüller, Siegsdorf
Satz: Agentur für Satz & Typographie, Grassau
Lithos: ColorLine, Verona

Verlagsnummer: 1723
ISBN 3-87051-845-6